NURSING

母婴护理职业技能等级证书

实训教材（初级、中级）

- ◆ 主 编 吴兴碧
- ◆ 副主编 李婷婷 王 凌

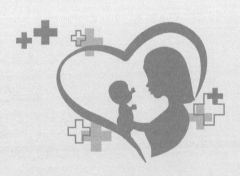

重庆大学出版社
国家一级出版社
全国百佳图书出版单位

图书在版编目（CIP）数据

母婴护理职业技能等级证书实训教材/吴兴碧主编.
——重庆：重庆大学出版社，2023.1
ISBN 978-7-5689-3538-8

Ⅰ.①母… Ⅱ.①吴… Ⅲ.①产褥期—护理—技术培
训—教材 ②新生儿—护理—技术培训—教材 Ⅳ.
① R473.71 ② R174

中国国家版本馆 CIP 数据核字（2023）第 004891 号

母婴护理职业技能等级证书实训教材（初级、中级）
MUYING HULI ZHIYE JINENG DENGJI ZHENGSHU SHIXUN JIAOCAI（CHUJI ZHONGJI）

主　编　吴兴碧
策划编辑：袁文华

责任编辑：袁文华　　版式设计：袁文华
责任校对：谢　芳　　责任印制：赵　晟
*
重庆大学出版社出版发行
出版人：饶帮华
社址：重庆市沙坪坝区大学城西路 21 号
邮编：401331
电话：（023）88617190　88617185（中小学）
传真：（023）88617186　88617166
网址：http://www.cqup.com.cn
邮箱：fxk@cqup.com.cn（营销中心）
全国新华书店经销
重庆升光电力印务有限公司印刷
*
开本：787mm×1092mm　1/16　印张：12.25　字数：284 千
2023 年 1 月第 1 版　　2023 年 1 月第 1 次印刷
ISBN 978-7-5689-3538-8　定价：59.00 元

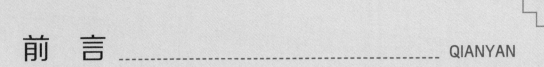

　　为贯彻落实教育部等四部门印发《关于在院校实施"学历证书 + 若干职业技能等级证书"制度试点方案》的通知（教职成〔2019〕6号）文件精神，根据国务院关于印发国家职业教育改革实施方案的通知（国发〔2019〕4号）和教育部关于做好首批1+X证书制度试点工作的通知（教职成司函〔2019〕36号）要求，在重庆市涪陵区妇幼保健院的指导和帮助下，结合母婴护理岗位需求和培训实际需要，重庆市医药卫生学校（国家级重点中专学校、国家中等职业教育改革发展示范学校、教育部首批1+X证书制度试点院校）组织本校教师、校外专家以及母婴护理行业一线人员共同编写了本书。

　　本着以"考生为本、紧扣考点"的原则，本书严格参照当前行业施行的母婴护理职业技能等级考核标准，对技能考核的内容和要求进行细化，梳理出操作中的关键环节，每个任务设有具体技术要求及评分标准，帮助学生扎实地掌握考核标准，更好地理解操作中的重点和难点，确保内容的科学性、权威性以及对母婴护理职业技能等级考评要求和标准的实践指导性。

　　本书内容包括初级技能实训模块和中级技能实训模块，初级技能实训模块含孕产妇护理、婴儿护理、教育训练，中级技能实训模块含产妇护理、婴儿护理、教育训练。本书涵盖了母婴护理人员的职业技能要求，旨在帮助学生掌握母婴护理服务的专业技能和质量要求，为学生考取母婴护理技能等级证书提供技术支撑。

　　因本书属创新性尝试，须在实践中不断完善，不足之处恳请各位学习者、实践者批评指正，并提出宝贵的意见和建议，以便再版时及时更正。

编　者

2022 年 10 月

目 录 --

| 模块一 初级技能实训 |

项目 1 孕产妇护理

任务 1.1 为孕妇准备待产用品 002

任务 1.2 帮助产妇床上擦浴 006

任务 1.3 帮助产妇穿脱衣裤 010

任务 1.4 指导产妇母乳喂养 014

任务 1.5 产后第一周月子餐制作 017

任务 1.6 产后第二周月子餐制作 020

任务 1.7 产后第三周月子餐制作 023

任务 1.8 产后第四周月子餐制作 026

任务 1.9 产妇贫血食疗方制作 029

任务 1.10 产妇催乳食疗方制作 032

任务 1.11 产妇便秘食疗方制作 034

任务 1.12 产妇感冒食疗方制作 036

单元测试 1 039

项目 2 婴儿护理

任务 2.1 人工喂养方法 042

任务 2.2 正确更换尿布、托抱婴儿 047

任务 2.3 为婴儿穿脱衣裤 051

任务 2.4 为婴儿洗澡 055

任务 2.5 为婴儿抚触 061

任务 2.6　为婴儿测量身长、体重、头围、胸围 066

任务 2.7　为患病婴儿喂药、滴药 071

任务 2.8　婴儿溢奶处理 073

任务 2.9　婴儿臀红处理 075

任务 2.10　婴儿脐炎护理 079

任务 2.11　婴儿鼻出血处理 081

任务 2.12　婴儿烫伤紧急处理 083

任务 2.13　婴儿鼻腔、气管异物紧急处理 085

任务 2.14　婴儿玩具清洁与消毒 088

任务 2.15　婴儿喂哺用品使用 092

任务 2.16　婴儿辅食制作 097

单元测试 2 101

项目 3　教育训练

任务 3.1　新生儿视觉、听觉、触觉训练 109

任务 3.2　新生儿嗅觉、味觉训练 112

任务 3.3　新生儿运动训练 114

任务 3.4　婴儿粗大动作训练 116

任务 3.5　婴儿精细动作训练 119

任务 3.6　婴儿语言训练 121

单元测试 3 125

| 模块二　中级技能实训 |

项目 4　产妇护理

任务 4.1　产后尿潴留护理 128

任务 4.2　产后会阴清洁护理 131

任务 4.3　急性乳腺炎护理 134

任务 4.4　产后形体恢复操 136

任务 4.5　盆底肌功能恢复训练 140

　　单元测试 4 143

项目 5　婴儿护理

任务 5.1　剖宫产产妇哺乳喂养 146

任务 5.2　手动挤乳 149

任务 5.3　吸奶器吸乳 151

任务 5.4　哺乳用品使用 154

任务 5.5　婴幼儿餐具使用训练 155

任务 5.6　婴幼儿衣服、被褥消毒 158

任务 5.7　患病婴儿呕吐物、排泄物消毒 160

任务 5.8　患病婴儿便器消毒 162

　　单元测试 5 164

项目 6　教育训练

任务 6.1　婴儿被动操（42 天～ 6 个月） 166

任务 6.2　婴儿主被动操（7 ～ 12 个月） 170

任务 6.3　婴儿手指操 173

任务 6.4　幼儿模仿操（1.5 ～ 3 岁） 175

任务 6.5　幼儿语言训练（1 ～ 3 岁） 177

任务 6.6　幼儿认知训练（1.5 ～ 3 岁） 180

任务 6.7　幼儿社会交往训练（1.5 ～ 3 岁） 183

　　单元测试 6 186

参考文献

模块一

初级技能实训

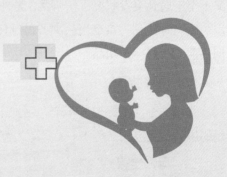

项目 1 孕产妇护理

情景导入

王女士，产后第 5 天，双侧乳房肿胀发热，测体温 39.5 ℃。医院诊断为急性乳腺炎。医生询问产妇产后饮食情况，得知王女士产后担心乳汁不够，便食用了较多鸡汤、猪蹄汤等高热量、高蛋白的营养汤。

? 请思考

1. 产后不同时期，产妇有何生理特点？
2. 产后不同时期，饮食重点有哪些？
3. 如何预防急性乳腺炎？

任务 1.1 为孕妇准备待产用品

待产用品（待产包）是产妇为生产住院及坐月子而准备的各类物品，包括妈妈用品、宝宝用品、入院重要物品等。一般在受孕 7 个月时开始准备较好，既可以慢慢挑选和准备，又不至于遇到突发状况手忙脚乱。另外，在入院之前应该提前将住院所需用品单独归好类，以免临产时慌乱。待产用品准备得越详尽，妈妈和宝宝就会越舒适方便，所以孕妇要在孕期提前准备好待产用品。

一、用物准备

背包 1 个、手提包若干个、手推车 1 辆及各类住院所需用品（相关证件、随身物品、妈妈用品、宝宝用品等）。

二、操作步骤

表 1-1 为孕妇准备待产用品

操作步骤	操作方法	语　言
报告		评委老师好 用物准备完毕，请求开始

操作步骤		操作方法	语 言
准备	环境	评估环境	环境宽敞明亮，安静整洁
	用物	背包1个、手提包若干个、手推车1辆及各类住院所需用品	备齐物品
	操作者	（1）束起头发 （2）修剪指甲 （3）脱去首饰 （4）洗手	束起头发 指甲已修剪 无饰品 洗手液，有效期内
重要物品	相关证件	双方身份证、准生证、生育证、产检证明、母子健康手册、医保卡、银行卡	准妈妈们入院前应准备好相关证件
	随身物品	现金、手机、充电器、照相机、摄像机、笔、笔记本	准备随身物品
妈妈用品 （图1-1）	营养用品	饭盒、筷子、杯子、勺子、带弯头的吸管、保温桶、功能性饮料、红糖、巧克力、糕点、饼干	准备妈妈营养用品
	衣物用品	睡衣、外套、帽子、围巾、拖鞋、袜子、出院衣裤、衣架、束腹带	准备妈妈衣物用品
	卫生用品	内衣、一次性内裤、可洗内裤、护理垫、产妇专用卫生巾、马桶垫、毛巾、脸盆、洗漱用品、梳子、镜子、面巾纸、湿巾纸	准备妈妈卫生用品
	哺乳用品	哺乳文胸、一次性防溢乳垫、吸奶器	准备妈妈哺乳用品
宝宝用品 （图1-2）	营养、哺乳用品	奶粉、奶瓶、奶瓶加热器、恒温水壶、奶瓶保温桶、奶瓶消毒锅、奶瓶刷、勺、碗	准备宝宝营养、哺乳用品
	衣物用品	婴儿服、包被（毯）、袜子、婴儿鞋、帽子	准备宝宝衣物用品
	卫生用品	纸尿裤、隔尿垫、棉尿布、一次性尿巾垫、婴儿沐浴液、洗发液、抚触油、护臀膏、润肤露、浴巾、婴儿毛巾、浴盆、小脸盆、碘伏、肚脐贴、指甲剪、爽身粉、测温仪、水温计	准备宝宝清洁用品
装包	装包	按使用时间、物件功能、贵重程度分类，宝宝的、妈妈的分类装包放入小推车	所有物品准备好后，按使用时间、物件功能、贵重程度，宝宝的、妈妈的进行分类装包放入小推车
整理		操作结束后将所用物品送回物品架，摆放整齐	操作结束，送回物品架，摆放整齐
报告			报告评委，操作完毕

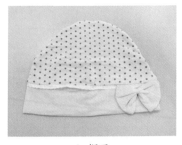

A. 帽子

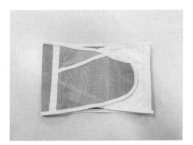

B. 袜子

C. 束腹带

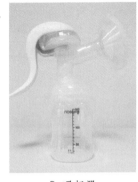

D. 吸奶器

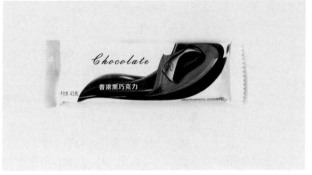

E. 巧克力

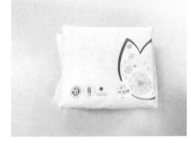

F. 卫生巾

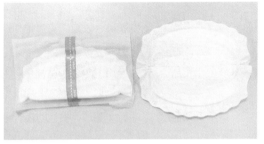

G. 防溢乳垫

图 1-1　妈妈用品

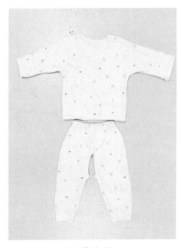

A. 婴儿服

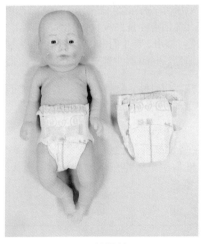

B. 纸尿裤

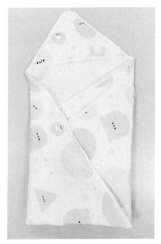

C. 包被

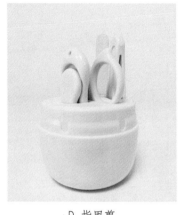

D.指甲剪

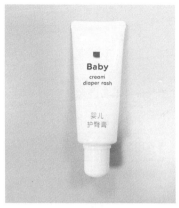

E.护臀膏

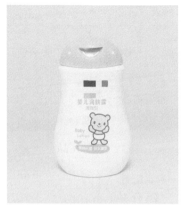

F.润肤露

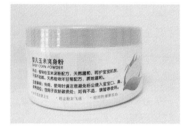

G.爽身粉

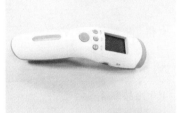

H.测温仪

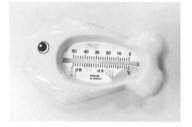

I.水温计

图 1-2　宝宝用品

三、注意事项

1.在装包之前,将待产包内的东西进行适当分类,按使用时间、物件功能、贵重程度分类,宝宝用的归一类,妈妈用的归一类。

2.准备好待产包之后,放在易拿取的地方,方便随拿随走。

3.准妈妈不必着急买齐所有待产用品,先去医院咨询能够提供哪些用品,还需要自己添置哪些用品。

4.在准备待产包之前先向刚生产过的新手妈妈咨询经验。

四、评分标准

表 1-2　为孕妇准备待产用品评分表

操作步骤		分值	技术要求	评分等级			得分
				A	B	C	
准备 (12分)	环境	2分	环境合适	2分	1分	0分	
	用物	5分	物品齐全,放置合理	5分	3分	1分	
	操作者	5分	着装规范	2分	1分	0分	
			洗手顺序、方法正确	3分	2分	1分	

续表

操作步骤		分值	技术要求	评分等级			得分
				A	B	C	
重要物品（18分）	相关证件	9分	相关证件准备齐全	9分	6分	2分	
	随身物品	9分	随身物品准备齐全	9分	6分	2分	
妈妈用品（25分）	营养用品	6分	营养用品准备齐全	6分	4分	2分	
	衣物用品	6分	衣物用品准备齐全	6分	4分	2分	
	卫生用品	6分	卫生用品准备齐全	6分	4分	2分	
	哺乳用品	7分	哺乳用品准备齐全	7分	4分	2分	
宝宝用品（20分）	营养、哺乳用品	6分	营养、哺乳用品准备齐全	6分	3分	1分	
	衣物用品	7分	衣物用品准备齐全	7分	4分	2分	
	卫生用品	7分	卫生用品准备齐全	7分	4分	2分	
装包（5分）	装包	5分	物品分类合理	5分	3分	0分	
整理（10分）		6分	将所有物品送回物品架，摆放整齐	6分	4分	2分	
		4分	洗手步骤、方法正确	4分	2分	1分	
综合评价（10分）		10分	说明要点准确，条理清晰，内容完整	3分	2分	1分	
			普通话标准，声音清晰响亮，仪态大方	3分	2分	1分	
			操作手法轻柔娴熟，物品清洁整齐	4分	3分	1分	
总分（100分）							

任务 1.2　帮助产妇床上擦浴

　　床上擦浴可以去除皮肤污垢，保持皮肤清洁，促进皮肤血液循环，增强皮肤的排泄功能，从而有效地减少产褥感染的发生概率；也可以缓解身体疲劳，通过清洁可以增加产妇的舒适感，从而有效地减少产后抑郁的发生。

一、用物准备

空调遥控器、水温计、盆、毛巾、浴巾、50 ~ 52 ℃热水、清洁衣裤。

二、操作步骤

表 1-3　帮助产妇床上擦浴

操作步骤		操作方法	语　言
报告			评委老师好 用物准备完毕，请求开始
准备	环境	关闭门窗，调节室温 24 ~ 26 ℃	环境宽敞明亮，温湿度适宜，关闭门窗，拉上围帘
	操作者	着装整齐 清洁双手	着装整齐，已修剪指甲 清洁双手
	产妇	（1）了解床上擦浴的目的、方法及配合要点 （2）评估产妇健康状况	宝妈，你好！今天天气有点闷热，我给你床上擦浴，你看可以吗？你需要上厕所吗？ 好，我看一下全身皮肤情况
面部清洁	倒入热水	将脸盆放于床旁椅上，倒入约2/3满的热水	调节水温 50 ~ 52 ℃
	擦洗面部 （图1-3A）	（1）将毛巾浸湿拧至不滴水，包在右手上呈手套式 （2）由内眦到外眦擦洗眼睛，揉洗毛巾，同法擦洗另一侧 （3）"3"字形擦洗额、面颊、鼻部、嘴部、耳部、下颌、颈部，同法擦洗另一侧	宝妈，现在给你擦洗身体了，擦完之后会感觉很舒服 先给你洗脸，温度感觉合适吗？
擦洗上半身	清洗双手	（1）换盆、热水及毛巾 （2）产妇取侧卧，双手入盆洗净	宝妈，来，侧向我这边，清洗双手
	擦洗上肢 （图1-3B）	（1）仰卧位，脱去上衣，暴露一侧上肢 （2）从腕部开始，由远心端向近心端擦洗至腋窝，用浴巾擦干一侧上肢，同法擦洗另一侧	宝妈，我们翻身平卧好吗？来，脱去上衣，现在冷不冷啊？不冷啊？ 好，我们先擦手臂
	擦洗胸腹部 （图1-3C）	（1）酌情换水，掀起被子暴露胸腹部 （2）依次擦洗肩部、胸部及腹部，注意擦净乳房下皮肤皱褶处，并用浴巾擦干，盖好被子	好啦！擦洗前面了，水温合适吗？ 擦净皮肤皱褶处
	擦洗背部 （图1-3D）	（1）协助产妇左侧卧位，暴露背部 （2）依次擦洗后颈、背、臀部，并用浴巾擦干 （3）换上清洁衣服，协助取平卧位，盖好被子	宝妈，来，轻轻翻一下身躺好了啊！给你擦洗后背 好了，全部擦完了，给你换上清洁衣服

续表

操作步骤		操作方法	语　言
擦洗下肢	擦洗双下肢 （图1-3E）	（1）更换清水及毛巾，脱下裤子，暴露一侧下肢 （2）依次擦洗髋部、大腿、小腿至踝部，注意擦净腹股沟、腘窝皮肤皱褶处，浴巾擦干下肢；同法擦洗另一侧	宝妈，请你屈膝，再抬一下臀，脱下裤子 擦洗下肢
	擦洗双脚 （图1-3F）	（1）换盆、热水及毛巾，嘱咐产妇两膝屈起，将橡胶单、浴巾铺于床尾 （2）清洗双脚并擦干 （3）协助换上清洁裤子	换盆、换水、换毛巾 泡洗双脚 好了，都擦洗完了，我们换上清洁裤子，现在是不是感觉舒服多了？
整理		（1）取舒适体位 （2）整理床单位 （3）清理擦洗用品	协助产妇取舒适卧位，整理床单位，清理擦洗用品
报告			报告评委，操作完毕

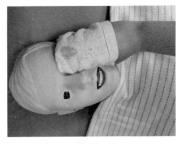

A.擦洗面部

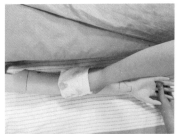

B.擦洗上肢

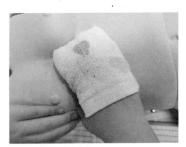

C.擦洗胸腹部

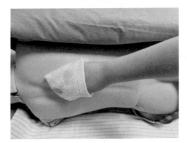

D.擦洗背部

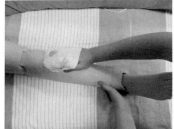

E.擦洗双下肢

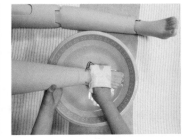

F.擦洗双脚

图 1-3　床上擦浴

三、注意事项

1.擦浴中注意减少产妇的翻动次数和暴露，动作轻柔、敏捷，防止受凉，并注意遮挡，保护产妇隐私。

2.擦浴过程中注意观察产妇变化，如产妇出现寒战、面色苍白等情况，应立即停止操作，注意保暖。

四、评分标准

表1-4　帮助产妇床上擦浴评分表

操作步骤		分值	技术要求	评分等级			得分
				A	B	C	
准备 （11分）	环境	2分	环境清洁、安静，关闭门窗，调节室温	2分	1分	0分	
	用物	2分	物品齐全，放置合理	2分	1分	0分	
	操作者	2分	着装规范，仪表端正，清洁双手	2分	1分	0分	
	产妇	5分	向产妇解释语言柔和，态度和蔼可亲	2分	1分	0分	
			评估产妇健康状况	2分	1分	0分	
			协助产妇排便	1分	0分	0分	
面部清洁 （14分）	倒入热水	2分	调节水温50~52℃	2分	1分	0分	
	擦洗面部	12分	小毛巾浸湿拧至不滴水，包在右手上呈手套式	4分	2分	1分	
			擦净皮肤皱褶处（耳廓、耳后、颈部）	4分	2分	1分	
			擦洗顺序、方法正确	4分	2分	1分	
擦洗 上半身 （35分）	清洗双手	5分	换盆、换水、换毛巾	2分	1分	0分	
			洗净双手，擦干	3分	1分	0分	
	擦洗上肢	6分	由远心端向近心端擦洗	3分	2分	1分	
			擦净腋窝皮肤皱褶处	3分	2分	1分	
	擦洗 胸腹部	12分	动作轻柔，注意保暖	2分	1分	0分	
			保护产妇隐私	2分	1分	0分	
			擦净乳房下、肚脐皮肤皱褶处	4分	2分	1分	
			擦洗方法正确，无遗漏	4分	2分	1分	
	擦洗背部	12分	翻身方法正确，避免推拉	3分	1分	0分	
			擦洗方法正确，无遗漏	3分	1分	0分	
			观察受压部位皮肤情况	3分	1分	0分	
			穿脱衣服符合原则	3分	1分	0分	

续表

操作步骤		分值	技术要求	评分等级			得分
				A	B	C	
擦洗下肢 （19分）	擦洗 双下肢	14分	酌情换水，水温适宜	2分	1分	0分	
			擦净腹股沟、腘窝皮肤皱褶处	4分	2分	1分	
			擦洗方法正确，无遗漏	4分	2分	1分	
			穿脱裤子方法正确	4分	2分	0分	
	清洗双脚	5分	换盆、换水、换毛巾	2分	1分	0分	
			洗净双脚，擦干	3分	1分	0分	
整理 （9分）		9分	整理床单位	3分	2分	0分	
			协助产妇取舒适体位	3分	1分	0分	
			用物处理符合要求	3分	2分	0分	
综合评价 （12分）		12分	动作轻稳、敏捷，保护隐私，注意保暖	2分	1分	0分	
			擦洗自上而下，由前向后，用力适当	2分	1分	0分	
			水温适宜，据情况更换清水	2分	1分	0分	
			注意皮肤皱褶处擦洗干净	2分	1分	0分	
			观察产妇全身皮肤情况	1分	0分	0分	
			关心产妇舒适、安全，有无变化	1分	0分	0分	
			操作中注意省力原则	2分	1分	0分	
总分（100分）							

任务 1.3　帮助产妇穿脱衣裤

分娩初期，产妇身体虚弱或伴有伤口疼痛，换洗衣物多有不便，往往需要母婴护理人员或家人的帮助。

一、用物准备

清洁衣裤、人体模型。

二、操作步骤

表 1-5 帮助产妇穿脱衣裤

操作步骤		操作方法	语 言
报告			评委老师好 用物准备完毕，请求开始
准备	环境	关闭门窗，调节室温 24 ~ 26 ℃	环境宽敞明亮，温湿度适宜，关闭门窗，拉上围帘
	操作者	（1）束起头发 （2）修剪指甲 （3）脱去首饰 （4）洗手、戴口罩	束起头发 指甲已修剪 无饰品 洗手液，有效期内
	产妇	产妇仰卧于床上	产妇仰卧于床上
穿脱衣裤	脱衣服	（1）站在床的一侧，掀开盖被，解开衣扣	宝妈，你刚刚流了很多汗，身体比较虚弱，我来帮助你换一套清洁的衣裤好吗？解开衣扣
		（2）协助产妇侧卧，脱下产妇一侧衣袖，将其余部分衣服一并放于产妇身下（图 1-4A）	脱下右侧衣袖，来，我协助你慢慢转向左侧
		（3）翻身平卧，从身体另一侧拉出衣服，脱下另一侧衣袖	好，翻身平卧，脱下左侧衣袖。宝妈，你冷不冷啊？不冷啊？盖好被子
	穿衣服	（1）掀开盖被，穿好一侧衣袖	感觉有什么不舒服的吗？没有啊！好，我们现在穿衣服了，穿好一侧衣袖
		（2）一手扶住产妇肩部，另一手扶住髋部，协助产妇翻身侧卧	来，慢慢翻身
		（3）从产妇身下拉出衣服，穿好另一侧衣袖（图 1-4B）	穿好近侧衣袖
		（4）整理、拉平衣服，扣好纽扣	扣好扣子
	脱裤子	（1）嘱产妇臀部抬起，将裤子拉至臀部以下	衣服穿好了，宝妈，请抬一下臀，脱下裤子
		（2）双手分别拉住两裤管口，抬腿，向下将裤子完全脱下（图 1-4C）	
	穿裤子	（1）一手臂从裤管口向上套入，握住产妇脚踝，另一手将裤管向产妇大腿方向提拉；同法穿好另一侧裤管（图 1-4D）	穿裤子了，宝妈
		（2）拉裤子至臀下，嘱产妇臀部抬起，将裤腰拉至腰部伸平	再抬一下臀部，好，不错，你配合得非常好
整理		（1）协助产妇取舒适卧位，盖好被子 （2）整理床单位 （3）开窗通风 （4）洗手，取口罩	取舒适卧位，盖好被子 整理床单位 开窗通风，拉开围帘
报告			报告评委，操作完毕

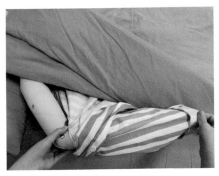

A. 脱衣服

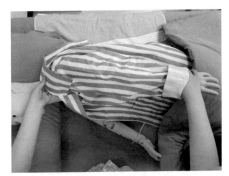

B. 穿衣服

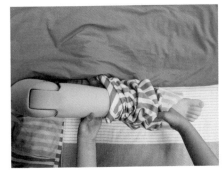

C. 脱裤子

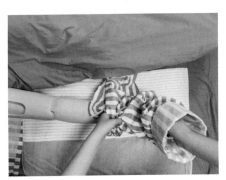

D. 穿裤子

图 1-4　穿脱衣裤

三、注意事项

1. 注意产妇保暖，避免受凉。

2. 动作轻柔、敏捷。

3. 注意遮挡，保护产妇隐私。

4. 观察产妇皮肤及全身情况，发现异常及时处理。

四、评分标准

表 1-6　帮助产妇穿脱衣裤评分表

操作步骤		分值	技术要求	评分等级			得分
				A	B	C	
准备（11分）	环境	3分	环境合适	3分	2分	1分	
	用物	2分	物品齐全，放置合理	2分	1分	0分	
	操作者	6分	着装规范	2分	1分	0分	
			洗手顺序、方法正确	3分	2分	1分	
			戴口罩方法正确	1分	0分	0分	

续表

操作步骤		分值	技术要求	评分等级			得分
				A	B	C	
穿脱衣裤 （69分）	脱衣	20分	体位正确，减少翻动，避免推拉	5分	3分	1分	
			动作轻柔，注意保暖	4分	2分	0分	
			脱衣符合原则，注意遮挡	6分	4分	2分	
			观察受压部位皮肤情况	5分	3分	0分	
	穿衣	24分	体位正确，减少翻动，避免推拉	5分	3分	1分	
			动作轻柔，注意保暖	4分	2分	0分	
			穿衣符合原则，注意遮挡	6分	4分	2分	
			衣服平整美观	4分	2分	0分	
			注意观察产妇全身情况	5分	3分	0分	
	脱裤	12分	操作熟练，动作轻柔	4分	2分	0分	
			脱裤方法正确，注意保暖	4分	2分	0分	
			注意遮挡产妇，保护隐私	4分	2分	0分	
	穿裤	13分	操作熟练，动作轻柔	4分	2分	0分	
			穿裤方法正确，注意保暖	5分	3分	0分	
			裤子平整美观	4分	2分	0分	
整理 （8分）		8分	整理床单位	2分	1分	0分	
			为产妇盖好被子，取舒适卧位	3分	1分	0分	
			洗手步骤、方法正确	2分	1分	0分	
			取口罩方法正确	1分	0分	0分	
综合评价 （12分）		12分	操作熟练、规范，动作轻柔	3分	2分	0分	
			遵循节力、安全原则	3分	1分	0分	
			体现人文关怀，产妇衣着整洁，卧位舒适	4分	2分	1分	
			保护隐私，注意保暖	2分	1分	0分	
总分（100分）							

任务 1.4　指导产妇母乳喂养

母乳是婴儿最理想的食物，它具有天然、营养、卫生等特点。能增强抵抗力、抗过敏；促进婴儿大脑、面部和牙齿的发育；能满足婴儿出生后前 4～6 个月生长需要。对于适合进行母乳喂养的新生儿，可采用促进哺乳的多种方式，以达到成功母乳喂养的目的。

一、用物准备

靠背椅、踏板或小凳、清洁毛巾、热水、纸尿裤。

二、操作步骤

表 1-7　指导产妇母乳喂养

操作步骤		操作方法	语　言
报告			评委老师好 用物准备完毕，请求开始
准备	环境	评估环境	环境宽敞明亮、安静、整洁，关闭门窗，调节室温
	操作者	（1）束起头发 （2）修剪指甲 （3）脱去首饰 （4）洗手	束起头发 指甲已修剪 无饰品 洗净双手，温暖双手
哺乳前	婴儿准备	（1）婴儿清醒，有饥饿感 （2）更换清洁尿裤	宝宝醒了，饿了吧？ 来，我们换上干净的尿裤，准备喝奶啦
	清洗乳头	（1）哺乳前，用毛巾对乳腺和乳头湿热敷 2～3 分钟 （2）擦净乳头及乳晕，清洁产妇双手	宝妈，准备给宝宝喂奶了，我先帮你热敷一下乳房 给你清洁一下乳房，洗净双手
	挤少许乳汁	乳房过胀应先挤掉少许乳汁，待乳晕发软时开始哺喂	乳房有点胀是吧？挤掉少许乳汁
哺乳	哺乳姿势 （坐姿） （图 1-5A）	（1）产妇坐在靠背椅上，高度适中，背部紧靠椅背，两腿自然下垂达到地面，也可在产妇脚下垫一小凳 （2）让婴儿躺在产妇臂弯里，鼻子对着乳头，下颌贴乳房，胸腹贴产妇 （3）同时产妇另一手呈"C"字形托起乳房	宝妈，靠着椅背坐好，脚下帮你垫一个小凳，我们就这样坐着喂奶好吗？ 让宝宝躺在你的右手臂弯里，鼻子对着乳头，贴紧你，这样宝宝感觉舒适，你也不会觉得辛苦 左手呈"C"字形托起乳房
	含接姿势 （图 1-5B）	（1）哺乳时产妇先用乳头刺激婴儿口周围 （2）当婴儿口张到足够大时，将乳头及大部分乳晕送到婴儿嘴中	用乳头刺激宝宝口周围。宝宝，来，张开你的小嘴吃奶啦 当宝宝张大嘴时，立即将大部分乳头及乳晕送到宝宝口中

续表

操作步骤		操作方法	语　言
哺乳	退出乳头	（1）退奶时用手按压婴儿下颌，退出乳头 （2）再挤出一滴奶涂在乳头周围，晾干	退奶时用手按压宝宝下颌，退出乳头 　再挤出一滴奶涂在乳头周围，晾干
哺乳后	拍嗝 （图 1-5C）	（1）哺乳后将婴儿竖抱 （2）用空心掌轻拍后背，使婴儿打嗝后，再让其躺下安睡。如未能拍出嗝，则可多抱一段时间	宝宝吃饱啦！来，我们拍拍背
	右侧卧位 （图 1-5D）	放在床上时让其右侧卧位，以避免呛奶	打嗝后，将宝宝右侧卧位
整理		（1）清洁整理用物，摆放整齐 （2）洗手 （3）取口罩	整理用物 规范洗手
报告			报告评委，操作完毕

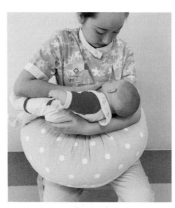
A. 哺乳姿势（坐姿）

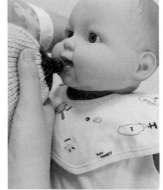
B. 含接姿势

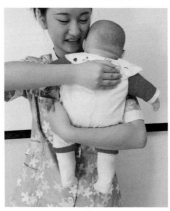
C. 拍嗝

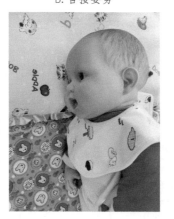
D. 右侧卧位

图 1-5　母乳喂养

三、注意事项

1.指导产妇避免奶水流出太急，以免哺喂婴儿时发生呛奶。

2.防止乳房堵住新生儿鼻孔而发生新生儿窒息。

3.避免因含接姿势不正确造成乳头皲裂。

小贴士：喂哺姿势

产妇在喂哺时可以根据需要采取合适的姿势，除了坐姿，还可采取侧卧式、环抱式。

1.侧卧式：夜间或剖宫产产妇，可采用侧卧的方法喂哺婴儿。婴儿侧卧在产妇胸前，身体相贴，用手掌根部托住婴儿颈背部，使婴儿的头朝向乳房，口与乳头处于同一水平位置。

2.环抱式：产妇坐在靠背椅上，背部紧靠椅背，两腿自然下垂到地面，也可单脚或双脚踩在椅前的小凳上。婴儿位于产妇腋下，产妇用前臂、手掌及手指托住婴儿，使婴儿头部与身体保持一直线，身体转向并贴近产妇，面向乳房，鼻子对准乳头。同时产妇另一手呈"C"字形托起乳房。哺乳侧怀抱婴儿的手臂下垫专业喂奶枕或家用软枕。

四、评分标准

表 1-8　指导产妇母乳喂养评分表

操作步骤		分值	技术要求	评分等级			得分
				A	B	C	
准备 （12分）	环境	3分	环境合适	3分	1分	0分	
	用物	3分	物品齐全，放置合理	3分	2分	1分	
	操作者	6分	着装规范	2分	1分	0分	
			洗手顺序、方法正确	3分	1分	0分	
			戴口罩方法正确	1分	0分	0分	
哺乳前 （18分）	婴儿准备	7分	评估婴儿是否清醒、饥饿程度	2分	1分	0分	
			给婴儿更换清洁尿裤	5分	3分	1分	
	清洗乳头	6分	擦净乳头及乳晕，清洁产妇双手	6分	4分	2分	
	挤少许乳汁	5分	挤掉少许乳汁	5分	3分	1分	

续表

操作步骤		分值	技术要求	评分等级			得分
				A	B	C	
哺乳 （32分）	哺乳姿势 （坐姿）	20分	协助产妇选择舒适体位	4分	2分	0分	
			产妇姿势正确	6分	4分	2分	
			婴儿姿势正确	6分	4分	2分	
			"C"字形托起乳房	4分	2分	0分	
	含接姿势	7分	婴儿含接乳头姿势正确	7分	4分	0分	
	退出乳头	5分	退出乳头方法正确	5分	3分	0分	
哺乳后 （20分）	拍嗝	14分	竖抱方法正确	7分	4分	0分	
			拍背方法正确	7分	4分	0分	
	侧卧	6分	婴儿卧位正确，舒适	6分	4分	0分	
整理 （8分）	整理	4分	清洁整理用物	4分	2分	0分	
	洗手 取口罩	4分	洗手步骤、方法正确	3分	2分	0分	
			取口罩方法正确	1分	0分	0分	
综合评价 （10分）	操作质量	10分	操作熟练，动作轻柔、规范，姿势正确	4分	3分	1分	
			产妇婴儿体位正确、安全、舒适	4分	2分	0分	
			沟通恰当，态度和蔼，体现爱心	2分	1分	0分	
总分（100分）							

任务 1.5　产后第一周月子餐制作

月子是指产褥期初期的一个月，是产妇调养的关键阶段。坐月子可以让产妇尽快恢复体力，调养健康体质。吃好月子餐能够帮助产妇活血化瘀、排除恶露、滋补进养、恢复体质，并能起到增加泌乳的作用。调养方式大多采用食补和药补并进、恢复与调整并重的方法。

一、用物准备

灶具、炊具、餐具、所需食材（丝瓜半根，通草3 g，鲫鱼1条，食用油、葱、姜适量，猪肝50 g，大米100 g，青菜）。

二、操作步骤

表 1-9　产后第一周月子餐制作

操作步骤		操作方法	语　言
报告			评委老师好 用物准备完毕，请求开始
准备	环境	打开门窗	门窗已开启
	用物	清洗炊具、餐具	炊具、餐具已清洗干净
	操作者	（1）束起头发 （2）修剪指甲 （3）脱去首饰 （4）洗手	束起头发 指甲已修剪 无饰品 洗手液，有效期内
丝瓜通草鲫鱼汤	第一步	将通草 3 g、水 1 500 mL 放入砂锅，浸泡 20 分钟，大火煮开后改小火煮 20 分钟，滤出通草待用	通草 3 g、水 1 500 mL 放入砂锅，浸泡 20 分钟 大火煮开后改小火煮 20 分钟 滤出通草待用
	第二步	丝瓜去皮、洗净、改滚刀块待用	丝瓜已去皮、洗净、改滚刀块
	第三步	鲫鱼洗净待用	鲫鱼已洗净
	第四步	砂锅烧热，放入少许食用油，烧至六七成熟时，放入鲫鱼煎至两面呈微黄色，倒入通草水，加入葱、姜、丝瓜，大火煮开 10 分钟即可	砂锅烧热，放入少许食用油，烧至六七成熟，放入鲫鱼煎至两面呈微黄色，倒入通草水，加入葱、姜、丝瓜，大火煮开 10 分钟
猪肝碎菜米粥	第一步	猪肝洗净切 1 cm 左右的丁，放料酒腌 10 分钟，烧水焯熟	猪肝洗净切丁 放料酒腌制 10 分钟左右 烧水焯熟
	第二步	锅中加入 2 000 mL 水烧开，放入洗净的大米，大火烧开改小火，煮 30 分钟，加入猪肝、切碎的青菜、少许盐，再煮 5 分钟	起锅烧水，水开放入洗净的大米，大火烧开改小火，煮 30 分钟 加入猪肝、切碎的青菜、少许盐，再煮 5 分钟
整理		将所有灶具、炊具、餐具清洗干净，摆放整齐	
报告			报告评委，操作完毕

三、注意事项

1. 做好食材初加工。全部食材要清洗干净，肉类可使用少许面粉或淀粉去除油渍、污渍。蔬菜洗净后在水中浸泡，水中放盐、小苏打、白醋（3 选 1），去除农药残留。根据需要对部分食材进行焯水处理。

2. 制作过程中，注意刀工，掌握火候，采取正确的烹调方法。

3. 各项操作要清洁卫生，注意生、熟分开，避免交叉污染。

4. 饭菜应做到荤素搭配，色、香、味俱全。

5. 为产妇制作饭菜禁放辛辣刺激性的调味品。

6. 饭菜数量适当，不吃隔夜菜，避免造成浪费。

7. 餐后将所有餐具、炊具、灶具清洗并擦拭干净。所有用具全部归位，放置整齐。

四、评分标准

表 1-10　产后第一周月子餐制作评分表

操作步骤		分值	技术要求	评分等级			得分
				A	B	C	
口述（20分）		20分	产后第一周产妇的生理特点：刚经历分娩的新妈妈身体虚弱，需要排除孕期滞留在体内的废物，肠胃消化功能尚未恢复。产后第一周产妇的饮食重点：代谢排毒，活血化瘀，促进胃肠功能"苏醒"（说明要点准确，条理清晰，内容完整）	20分	15分	5分	
准备（10分）	环境	3分	环境合适	3分	1分	0分	
	用物	3分	物品齐全，放置合理	3分	1分	0分	
	操作者	4分	着装规范	2分	1分	0分	
			洗手顺序、方法正确	2分	1分	0分	
丝瓜通草鲫鱼汤（27分）	备通草	5分	将通草3g、水1500mL放入砂锅，浸泡20分钟，大火煮开后改小火煮20分钟，滤出通草待用（为节省时间，这一步可提前准备好）	5分	2分	1分	
	备葱、姜	3分	葱、姜洗净切丝	3分	2分	0分	
	备丝瓜	3分	丝瓜去皮、洗净	3分	2分	0分	
		3分	改滚刀块	3分	2分	0分	
	备鲫鱼	5分	鲫鱼洗净	5分	2分	1分	
	煮汤	5分	砂锅烧热，放入少许食用油，烧至六七成熟时，放入鲫鱼煎至两面呈微黄色	5分	2分	1分	
		3分	倒入通草水，加入葱、姜、丝瓜，大火煮开10分钟	3分	2分	0分	
猪肝碎菜米粥（27分）	备猪肝	5分	猪肝洗净切1cm左右的丁	5分	2分	1分	
		3分	放料酒腌10分钟	3分	2分	0分	
		3分	烧水焯熟	3分	2分	0分	

续表

操作步骤		分值	技术要求	评分等级			得分
				A	B	C	
猪肝碎菜米粥（27分）	备大米	3分	大米洗净	3分	2分	0分	
	备青菜	3分	青菜洗净切碎	3分	2分	0分	
	煮粥	5分	锅中烧2 000 mL水，烧开，放入洗净的大米，大火烧开改小火，煮30分钟	5分	2分	1分	
		5分	加入猪肝、青菜、少许盐，再煮5分钟	5分	2分	1分	
综合评价（16分）	操作质量	16分	刀工精巧细腻，大小、厚薄、粗细均匀	3分	2分	0分	
			火候适中，老嫩适宜，无焦糊、不熟或过火现象	3分	2分	0分	
			口味咸淡适中，具有应有的鲜香味	3分	2分	0分	
			盛放器皿摆放美观，数量适中，碗边无指痕、油污	3分	2分	0分	
			余料整理清洁，用具收拾清洁整齐	4分	3分	1分	
总分（100分）							

任务 1.6　产后第二周月子餐制作

一、用物准备

灶具、炊具、餐具、所需食材（精肉馅50 g，大米100 g，小白菜少许，蛋清1枚，山药150 g，胡萝卜80 g，枸杞适量）。

二、操作步骤

表1-11　产后第二周月子餐制作

操作步骤	操作方法	语　言
报告		评委老师好 用物准备完毕，请求开始

续表

操作步骤		操作方法	语　言
准备	环境	打开门窗	门窗已开启
	用物	清洗炊具、餐具	炊具、餐具已清洗干净
	操作者	（1）束起头发 （2）修剪指甲 （3）脱去首饰 （4）洗手	束起头发 指甲已修剪 无饰品 洗手液，有效期内
肉丸粥	第一步	将白菜叶洗净切碎，葱、姜切末待用	白菜叶洗净切碎 葱、姜切末
	第二步	将肉馅中放入葱、姜、香油、料酒、盐搅拌至上劲	肉馅中放入葱、姜、香油、料酒、盐搅拌至上劲
	第三步	锅中加入1 500 mL水烧开，放入洗净的大米，开锅后转小火煮15分钟，将肉馅制成丸子下锅，煮10分钟，再放少许盐和白菜末，煮熟即可	起锅烧水，水开放入洗净的大米，开锅后转小火煮15分钟 肉馅制成丸子下锅，煮10分钟 放少许盐和白菜末，煮烧即可
双色山药条	第一步	山药去皮、洗净、切条；胡萝卜切条；备姜丝、蒜末、枸杞	山药去皮、洗净、切条；胡萝卜切条；备姜丝、蒜末、枸杞
	第二步	锅中放入油烧热，放入姜丝炒香，放入胡萝卜烧至半熟，放入山药条烹炒，再放入蒜末、盐略加翻炒，撒上枸杞出锅	锅中放入油烧热，放入姜丝炒香，放入胡萝卜烧至半熟，放入山药条烹炒，再放入蒜末、盐略加翻炒，撒上枸杞出锅
整理		将所有灶具、炊具、餐具清洗干净，摆放整齐	
报告			报告评委，操作完毕

三、注意事项

1.做好食材初加工。全部食材要清洗干净，肉类可使用少许面粉或淀粉去除油渍、污渍。蔬菜洗净后在水中浸泡，水中放盐、小苏打、白醋（3选1），去除农药残留。根据需要对部分食材进行焯水处理。

2.制作过程中，注意刀工，掌握火候，采取正确的烹调方法。

3.各项操作要清洁卫生，注意生、熟分开，避免交叉污染。

4.饭菜应做到荤素搭配，色、香、味俱全。

5.为产妇制作饭菜禁放辛辣刺激性的调味品。

6.饭菜数量适当，不吃隔夜菜，避免造成浪费。

7.餐后将所有餐具、炊具、灶具清洗并擦拭干净。所有用具全部归位，放置整齐。

四、评分标准

表1-12 产后第二周月子餐制作评分表

操作步骤		分值	技术要求	评分等级			得分
				A	B	C	
口述（20分）		20分	产后第二周产妇的生理特点：以修复组织、调理脏器、增加乳汁量、促进体能为主。产后第二周产妇的饮食重点：不过于油腻或大补，避免堵塞乳腺导管（说明要点准确，条理清晰，内容完整）	20分	15分	5分	
准备（10分）	环境	3分	环境合适	3分	1分	0分	
	用物	3分	物品齐全，放置合理	3分	1分	0分	
	操作者	4分	着装规范	2分	1分	0分	
			洗手顺序、方法正确	2分	1分	0分	
肉丸粥（27分）	备白菜	3分	白菜叶洗净切碎	3分	2分	0分	
	备葱、姜	3分	葱、姜洗净切末	3分	2分	0分	
	备肉馅	5分	肉馅中放入葱、姜、香油、料酒、盐	5分	2分	1分	
		5分	肉馅搅拌至上劲	5分	2分	1分	
	煮粥	3分	锅中加入1 500 mL水烧开，放入洗净的大米，开锅后转小火煮15分钟	3分	2分	0分	
	下丸子	5分	将肉馅制成丸子下锅，煮10分钟	5分	2分	1分	
		3分	放少许盐和白菜末，煮熟即可	3分	2分	0分	
双色山药条(27分)	备山药	3分	山药去皮、洗净、切条	3分	2分	0分	
	备胡萝卜	3分	胡萝卜去皮、洗净、切条	3分	2分	0分	
	备姜丝	3分	姜洗净切丝	3分	2分	0分	
	备蒜末	3分	蒜洗净切末	3分	2分	0分	
	备枸杞	3分	枸杞洗净	3分	2分	0分	
	烹煮	3分	锅中油烧热，放入姜丝炒香	3分	2分	0分	
		3分	放入胡萝卜烧至半熟	3分	2分	0分	
		3分	放入山药条烹炒	3分	2分	0分	
		3分	放入蒜末、盐略加翻炒，撒上枸杞出锅	3分	2分	0分	

操作步骤		分值	技术要求	评分等级			得分
				A	B	C	
综合评价（16分）	操作质量	16分	刀工精巧细腻，大小、厚薄、粗细均匀	3分	2分	0分	
			火候适中，老嫩适宜，无焦糊、不熟或过火现象	3分	2分	0分	
			口味咸淡适中，具有应有的鲜香味	3分	2分	0分	
			盛放器皿摆放美观，数量适中，碗边无指痕、油污	3分	2分	0分	
			余料整理清洁，用具收拾清洁整齐	4分	3分	1分	
总分（100分）							

任务 1.7　产后第三周月子餐制作

一、用物准备

灶具、炊具、餐具、所需食材（排骨 500 g，黄豆 50 g，葱、姜适量，虾仁 10 个，西兰花 200 g，葱、姜、蒜适量）。

二、操作步骤

表 1-13　产后第三周月子餐制作

操作步骤		操作方法	语　言
报告			评委老师好 用物准备完毕，请求开始
准备	环境	打开门窗	门窗已开启
	用物	清洗炊具、餐具	炊具、餐具已清洗干净
	操作者	（1）束起头发 （2）修剪指甲 （3）脱去首饰 （4）洗手	束起头发 指甲已修剪 无饰品 洗手液，有效期内

续表

操作步骤		操作方法	语 言
黄豆炖排骨	第一步	排骨焯水，黄豆洗净后温水浸泡 4 小时，葱切段、姜切片	排骨焯水 黄豆洗净后已用温水浸泡 4 小时 葱切段、姜切片
	第二步	锅中放入少许油烧热，放入葱、姜炝香，倒入适量开水，放入排骨、黄豆 汤开后用小火煮至肉烂汤浓，出锅前加入少许盐调味	锅中放入少许油烧热，放入葱、姜炝香，倒入适量开水，放入排骨、黄豆 汤开后用小火煮至肉烂汤浓，加入少许盐调味出锅
西兰花虾仁	第一步	西兰花掰小朵，用盐水浸泡后洗净，虾仁洗净	西兰花掰小朵，用盐水浸泡后洗净 虾仁洗净
	第二步	西兰花焯水，捞出待用	西兰花焯水，捞出待用
	第三步	热锅凉油，放入葱、姜、蒜爆香，倒入西兰花翻炒，再倒入虾仁，加盐适量，略炒即可	热锅凉油，放入葱、姜、蒜爆香，倒入西兰花翻炒，再倒入虾仁，加盐适量，略炒即可出锅
	第四步	将西兰花摆盘呈环形，中心摆入虾仁呈花心状	摆盘
整理		将所有灶具、炊具、餐具清洗干净，摆放整齐	
报告			报告评委，操作完毕

三、注意事项

1. 做好食材初加工。全部食材要清洗干净，肉类可使用少许面粉或淀粉去除油渍、污渍。蔬菜洗净后在水中浸泡，水中放盐、小苏打、白醋（3 选 1），去除农药残留。根据需要对部分食材进行焯水处理。

2. 制作过程中，注意刀工，掌握火候，采取正确的烹调方法。

3. 各项操作要清洁卫生，注意生、熟分开，避免交叉污染。

4. 饭菜应做到荤素搭配，色、香、味俱全。

5. 为产妇制作饭菜禁放辛辣刺激性的调味品。

6. 饭菜数量适当，不吃隔夜菜，避免造成浪费。

7. 餐后将所有餐具、炊具、灶具清洗并擦拭干净。所有用具全部归位，放置整齐。

四、评分标准

表 1-14　产后第三周月子餐制作评分表

操作步骤		分值	技术要求	评分等级			得分
				A	B	C	
口述（20分）		20分	产后第三周产妇的生理特点：恢复元气，促进乳汁分泌。产后第三周产妇的饮食重点：以增强体质、养血补气、滋补元气、补精补血为主，可酌情增加高蛋白、高热量的营养汤（说明要点准确，条理清晰，内容完整）	20分	15分	5分	
准备（10分）	环境	3分	环境合适	3分	1分	0分	
	用物	3分	物品齐全，放置合理	3分	1分	0分	
	操作者	4分	着装规范	2分	1分	0分	
			洗手顺序、方法正确	2分	1分	0分	
黄豆炖排骨（27分）	备排骨	5分	排骨洗净焯水	5分	2分	1分	
	备黄豆	3分	黄豆洗净后温水浸泡4小时（为节省时间，这一步可提前准备好）	3分	2分	0分	
	备葱、姜	3分	葱切段、姜切片	3分	2分	0分	
	烹煮	3分	锅中放入少许油烧热，放入葱、姜炝香	3分	2分	0分	
		5分	倒入适量开水，放入排骨、黄豆	5分	2分	1分	
		5分	汤开后用小火煮至肉烂汤浓	5分	2分	1分	
		3分	出锅前加入少许盐调味	3分	2分	0分	
西兰花虾仁（27分）	备西兰花	4分	西兰花掰小朵，用盐水浸泡后洗净	4分	2分	1分	
	备虾仁	3分	虾仁洗净	3分	2分	0分	
	备葱、姜、蒜	3分	葱、姜、蒜洗净切末	3分	2分	0分	
	烹煮	3分	热锅凉油，放入葱、姜、蒜爆香	3分	2分	0分	
		3分	倒入西兰花翻炒	3分	2分	0分	
		3分	倒入虾仁翻炒	3分	2分	0分	
		3分	加盐适量，略炒即可	3分	2分	0分	
	摆盘	5分	将西兰花摆盘呈环形，中心摆入虾仁呈花心状	5分	2分	1分	

续表

操作步骤		分值	技术要求	评分等级			得分
				A	B	C	
综合评价（16分）	操作质量	16分	刀工精巧细腻，大小、厚薄、粗细均匀	3分	2分	0分	
			火候适中，老嫩适宜，无焦糊、不熟或过火现象	3分	2分	0分	
			口味咸淡适中，具有应有的鲜香味	3分	2分	0分	
			盛放器皿摆放美观，数量适中，碗边无指痕、油污	3分	2分	0分	
			余料整理清洁，用具收拾清洁整齐	4分	3分	1分	
总分（100分）							

任务 1.8　产后第四周月子餐制作

一、用物准备

灶具、炊具、餐具、所需食材（瘦牛肉 100 g，洋葱 50 g，土豆 50 g，菠菜 30 g，番茄 30 g，米酒、葱、姜适量，扇贝 100 g，荷兰豆 50 g，鸡蛋 1 个，胡萝卜、黑木耳适量）。

二、操作步骤

表 1-15　产后第四周月子餐制作

操作步骤		操作方法	语　言
报告			评委老师好 用物准备完毕，请求开始
准备	环境	打开门窗	门窗已开启
	用物	清洗炊具、餐具	炊具、餐具已清洗干净
	操作者	（1）束起头发 （2）修剪指甲 （3）脱去首饰 （4）洗手	束起头发 指甲已修剪 无饰品 洗手液，有效期内

续表

操作步骤		操作方法	语　言
牛肉蔬菜汤	第一步	牛肉洗净切大丁焯水，洋葱洗净切片，土豆洗净切滚刀块，菠菜洗净切段，葱洗净切段，姜洗净切段	牛肉切大丁焯水，洋葱切片，土豆切滚刀块，菠菜切段
	第二步	锅内加凉水，放入牛肉、葱、姜、米酒，烧开后放入洋葱、土豆	锅内加凉水，放入牛肉、葱、姜、米酒，烧开后放入洋葱、土豆
	第三步	烧开后改小火，待牛肉煮至烂熟，放入番茄、菠菜，加少许盐调味	烧开后改小火，待牛肉煮至烂熟，放入番茄、菠菜，加少许盐调味出锅
扇贝炒荷兰豆	第一步	黑木耳泡发撕小朵，胡萝卜洗净切丁，蒜洗净切末	黑木耳泡发撕小朵胡萝卜切丁
	第二步	水烧开，黑木耳、胡萝卜、荷兰豆焯水	水烧开，黑木耳、胡萝卜、荷兰豆焯水
	第三步	鸡蛋打散炒熟	鸡蛋打散炒熟
	第四步	热锅凉油，放入蒜末炒香，放入胡萝卜、荷兰豆炒至断生	热锅凉油，放入蒜末炒香，放入胡萝卜、荷兰豆炒至断生
	第五步	依次加入黑木耳、扇贝、鸡蛋炒熟，烹料酒、放盐调味出锅	依次加入黑木耳、扇贝、鸡蛋炒熟，烹料酒、放盐调味出锅
整理		将所有灶具、炊具、餐具清洗干净，摆放整齐	
报告			报告评委，操作完毕

三、注意事项

1.做好食材初加工。全部食材要清洗干净，肉类可使用少许面粉或淀粉去除油渍、污渍。蔬菜洗净后在水中浸泡，水中放盐、小苏打、白醋（3选1），去除农药残留。根据需要对部分食材进行焯水处理。

2.制作过程中，注意刀工，掌握火候，采取正确的烹调方法。

3.各项操作要清洁卫生，注意生、熟分开，避免交叉污染。

4.饭菜应做到荤素搭配，色、香、味俱全。

5.为产妇制作饭菜禁放辛辣刺激性的调味品。

6.饭菜数量适当，不吃隔夜菜，避免造成浪费。

7.餐后将所有餐具、炊具、灶具清洗并擦拭干净。所有用具全部归位，放置整齐。

四、评分标准

表 1-16　产后第四周月子餐制作评分表

操作步骤		分值	技术要求	评分等级			得分
				A	B	C	
口述（20分）		20分	产后第四周产妇的生理特点：康复阶段。产后第四周产妇的饮食重点：以理气补血、健体修身、美容养颜为主，热量不可过高（说明要点准确，条理清晰，内容完整）	20分	15分	5分	
准备（10分）	环境	3分	环境合适	3分	1分	0分	
	用物	3分	物品齐全，放置合理	3分	1分	0分	
	操作者	4分	着装规范	2分	1分	0分	
			洗手顺序、方法正确	2分	1分	0分	
牛肉蔬菜汤（27分）	备牛肉	3分	牛肉洗净切大丁焯水	3分	2分	0分	
	备洋葱	3分	洋葱洗净切片	3分	2分	0分	
	备土豆	3分	土豆洗净切滚刀块	3分	2分	0分	
	备菠菜	3分	菠菜洗净切段	3分	2分	0分	
	备葱、姜	3分	葱洗净切段、姜洗净切片	3分	2分	0分	
	烹煮	3分	锅内加凉水，放入牛肉、葱、姜、米酒	3分	2分	0分	
		3分	烧开后放入洋葱、土豆	3分	2分	0分	
		3分	烧开后改小火，待牛肉煮至烂熟	3分	2分	0分	
		3分	放入番茄、菠菜，加少许盐调味	3分	2分	0分	
扇贝炒荷兰豆（27分）	备黑木耳	3分	黑木耳泡发撕小朵	3分	2分	0分	
	备胡萝卜	3分	胡萝卜洗净切丁	3分	2分	0分	
	备鸡蛋	3分	鸡蛋打散炒熟	3分	2分	0分	
	蔬菜焯水	3分	水烧开，黑木耳、胡萝卜、荷兰豆焯水	3分	2分	0分	
	备蒜末	3分	蒜洗净切末	3分	2分	0分	

操作步骤		分值	技术要求	评分等级			得分
				A	B	C	
扇贝炒荷兰豆（27分）	烹煮	3分	热锅凉油，放入蒜末炒香	3分	2分	0分	
		3分	放胡萝卜、荷兰豆炒至断生	3分	2分	0分	
		3分	依次加入黑木耳、扇贝、鸡蛋炒熟	3分	2分	0分	
		3分	烹料酒、放盐调味出锅	3分	2分	0分	
综合评价（16分）	操作质量	16分	刀工精巧细腻，大小、厚薄、粗细均匀	3分	2分	0分	
			火候适中，老嫩适宜，无焦糊、不熟或过火现象	3分	2分	0分	
			口味咸淡适中，具有应有的鲜香味	3分	2分	0分	
			盛放器皿摆放美观，数量适中，碗边无指痕、油污	3分	2分	0分	
			余料整理清洁，用具收拾清洁整齐	4分	3分	1分	
总分（100分）							

任务 1.9　产妇贫血食疗方制作

产妇分娩过程失血过多，很容易导致贫血，严重贫血会影响产妇的身体恢复及宝宝的营养健康。产后贫血症状主要为头晕、疲惫、乏力、面色苍白、食欲不振等。了解产后贫血的护理知识，能够通过食疗给予调理。

一、用物准备

灶具、炊具、餐具、纱布、所需食材（当归20 g，生姜15 g，羊肉250 g，山药30 g，糯米75 g，薏米5 g，赤小豆3 g，红枣2枚，莲子2 g，芡实2 g，山药2 g，白扁豆2 g）。

二、操作步骤

表 1-17　产妇贫血食疗方制作

操作步骤		操作方法	语　言
报告			评委老师好 用物准备完毕，请求开始
准备	环境	打开门窗	门窗已开启
	用物	清洗炊具、餐具	炊具、餐具已清洗干净
	操作者	（1）束起头发 （2）修剪指甲 （3）脱去首饰 （4）洗手	束起头发 指甲已修剪 无饰品 洗手液，有效期内
当归生姜羊肉汤	第一步	羊肉洗净切片，当归用纱布包好，山药切块，姜切片	羊肉洗净切片，当归用纱布包好，山药切块，姜切片
	第二步	将当归、姜、羊肉、山药放入砂锅内，加水适量炖汤，羊肉烂熟后，放适量盐调味	将当归、姜、羊肉、山药放入砂锅内，加水适量炖汤，羊肉烂熟后，放适量盐调味
八味养血粥	第一步	将薏米、赤小豆、芡实、白扁豆、莲子入锅煮烂	将薏米、赤小豆、芡实、白扁豆、莲子入锅煮烂
	第二步	再放入糯米红枣同煮，以熟烂为度	再放入糯米红枣同煮
整理		将所有灶具、炊具、餐具清洗干净，摆放整齐	
报告			报告评委，操作完毕

三、注意事项

1. 做好食材初加工。全部食材要清洗干净，肉类可使用少许面粉或淀粉去除油渍、污渍。蔬菜洗净后在水中浸泡，水中放盐、小苏打、白醋（3选1），去除农药残留。根据需要对部分食材进行焯水处理。

2. 制作过程中，注意刀工，掌握火候，采取正确的烹调方法。

3. 各项操作要清洁卫生，注意生、熟分开，避免交叉污染。

4. 饭菜应做到荤素搭配，色、香、味俱全。

5. 为产妇制作饭菜禁放辛辣刺激性的调味品。

6. 饭菜数量适当，不吃隔夜菜，避免造成浪费。

7. 餐后将所有餐具、炊具、灶具清洗并擦拭干净。所有用具全部归位，放置整齐。

四、评分标准

表 1-18　产妇贫血食疗方制作评分表

操作步骤		分值	技术要求	评分等级			得分
				A	B	C	
口述（30分）		30分	当归生姜羊肉汤：饮汤食肉，每天1次，连用10～15天。采用此方最好是冬季。八味养血粥：每天可分2次食用，连用半个月（说明要点准确，条理清晰，内容完整）	30分	15分	5分	
准备（10分）	环境	3分	环境合适	3分	1分	0分	
	用物	3分	物品齐全，放置合理	3分	1分	0分	
	操作者	4分	着装规范	2分	1分	0分	
			洗手顺序、方法正确	2分	1分	0分	
当归生姜羊肉汤（30分）	备羊肉	5分	羊肉洗净切片	5分	2分	1分	
	备当归	4分	当归用纱布包好	4分	3分	1分	
	备山药	4分	山药洗净切块	4分	3分	1分	
	备姜	4分	生姜洗净切片	4分	3分	1分	
	烹煮	4分	将当归、姜、羊肉、山药放入砂锅内	4分	3分	1分	
		4分	加适量水炖汤	4分	3分	1分	
		5分	羊肉烂熟后，放适量盐调味	5分	2分	1分	
八味养血粥（15分）	备食材	5分	薏米、赤小豆、芡实、白扁豆、莲子洗净	5分	2分	1分	
	烹煮	5分	起锅烧水，将以上食材入锅煮熟	5分	2分	1分	
		5分	再放入糯米红枣同煮，以熟烂为度	5分	2分	1分	
综合评价（15分）	操作质量	15分	刀工精巧细腻，大小、厚薄、粗细均匀	3分	2分	0分	
			火候适中，老嫩适宜，无焦糊、不熟或过火现象	3分	2分	0分	
			口味咸淡适中，具有应有的鲜香味	3分	2分	0分	
			盛放器皿摆放美观，数量适中，碗边无指痕、油污	3分	2分	0分	
			余料整理清洁，用具收拾清洁整齐	3分	2分	0分	
总分（100分）							

任务 1.10　产妇催乳食疗方制作

催乳又称通乳、下乳，是专业人员采用的一种以中医点穴为主的，并辅以食疗等，安全有效地帮助产妇哺乳期进行操作的一种过程。催乳对象主要为产后身体健康但无法正常哺乳的产妇。

一、用物准备

灶具、炊具、餐具、所需食材（花生 20 g，当归 30 g，猪蹄 1 只，通草 3 g，人参 2 ~ 3 g，猪肘 1 kg）。

二、操作步骤

表 1-19　产妇催乳食疗方制作

操作步骤		操作方法	语言
报告			评委老师好 用物准备完毕，请求开始
准备	环境	打开门窗	门窗已开启
	用物	清洗炊具、餐具	炊具、餐具已清洗干净
	操作者	（1）束起头发 （2）修剪指甲 （3）脱去首饰 （4）洗手	束起头发 指甲已修剪 无饰品 洗手液，有效期内
花生猪蹄汤	第一步	猪蹄洗净、刹开、焯水	猪蹄洗净、刹开、焯水
	第二步	砂锅内加水 1 500 mL，放入花生、当归、猪蹄、通草，先大火烧开，再改为文火炖 1 ~ 2 小时，分 2 次喝完	砂锅内加水 1 500 mL，放入花生、当归、猪蹄、通草，先大火烧开，再改为文火炖 1 ~ 2 小时 指导产妇分 2 次喝完
人参猪肘汤	第一步	猪肘洗净、焯水	猪肘洗净、焯水
	第二步	砂锅放水，放入猪肘、人参，先大火烧开，再改为文火炖 1 小时，分 3 天喝完	砂锅放水，放入猪肘、人参，先大火烧开，再改为文火炖 1 小时 指导产妇分 3 天喝完
整理		将所有灶具、炊具、餐具清洗干净，摆放整齐	
报告			报告评委，操作完毕

三、注意事项

1.做好食材初加工。全部食材要清洗干净，肉类可使用少许面粉或淀粉去除油渍、污渍。蔬菜洗净后在水中浸泡，水中放盐、小苏打、白醋（3选1），去除农药残留。根据需要对部分食材进行焯水处理。

2.制作过程中，注意刀工，掌握火候，采取正确的烹调方法。

3.各项操作要清洁卫生，注意生、熟分开，避免交叉污染。

4.饭菜应做到荤素搭配，色、香、味俱全。

5.为产妇制作饭菜禁放辛辣刺激性的调味品。

6.饭菜数量适当，不吃隔夜菜，避免造成浪费。

7.餐后将所有餐具、炊具、灶具清洗并擦拭干净。所有用具全部归位，放置整齐。

四、评分标准

表1-20 产妇催乳食疗方制作评分表

操作步骤		分值	技术要求	评分等级			得分
				A	B	C	
口述（30分）		30分	花生猪蹄汤：每天煮喝1剂，连服3~5天即可见效。人参猪肘汤：产后3周内只喝汤，第3周起可以食肉喝汤（说明要点准确，条理清晰，内容完整）	30分	15分	5分	
准备（10分）	环境	3分	环境合适	3分	1分	0分	
	用物	3分	物品齐全，放置合理	3分	1分	0分	
	操作者	4分	着装规范	2分	1分	0分	
			洗手顺序、方法正确	2分	1分	0分	
花生猪蹄汤（24分）	备猪蹄	4分	洗净	4分	3分	1分	
		4分	剁开	4分	3分	1分	
		4分	焯水	4分	3分	1分	
	烹煮	4分	砂锅内加水1 500 mL，放入花生、当归、猪蹄、通草，大火烧开	4分	3分	1分	
		4分	改文火炖1~2小时	4分	3分	1分	
	指导	4分	指导产妇分2次喝完	4分	3分	1分	
人参猪肘汤（20分）	备猪肘	4分	洗净	4分	3分	1分	
		4分	焯水	4分	3分	1分	
	烹煮	4分	砂锅放水，放入猪肘、人参，先大火烧开	4分	3分	1分	
		4分	改为文火炖1小时	4分	3分	1分	
	指导	4分	指导产妇分3天喝完	4分	3分	1分	

续表

操作步骤		分值	技术要求	评分等级			得分
				A	B	C	
综合评价（16分）	操作质量	16分	刀工精巧细腻，大小、厚薄、粗细均匀	3分	2分	0分	
			火候适中，老嫩适宜，无焦糊、不熟或过火现象	3分	2分	0分	
			口味咸淡适中，具有应有的鲜香味	3分	2分	0分	
			盛放器皿摆放美观，数量适中，碗边无指痕、油污	3分	2分	0分	
			余料整理清洁，用具收拾清洁整齐	4分	3分	1分	
总分（100分）							

任务 1.11　产妇便秘食疗方制作

便秘是指每周排便少于 3 次、粪便干硬、排便困难。由于产褥期产妇胃肠功能减弱，产后腹部肌肉、盆底组织松弛引发的排便能力减弱及产后饮食结构不合理等因素，导致产妇易发生便秘症状。

一、用物准备

灶具、炊具、餐具、纱布、所需食材（首乌 30 g，粳米 60 g，紫苏子 10 g，麻子仁 10 g，粳米 60 g）。

二、操作步骤

表 1-21　产妇便秘食疗方制作

操作步骤		操作方法	语　言
报告			评委老师好 用物准备完毕，请求开始
准备	环境	打开门窗	门窗已开启
	用物	清洗炊具、餐具	炊具、餐具已清洗干净

续表

操作步骤		操作方法	语 言
准备	操作者	（1）束起头发 （2）修剪指甲 （3）脱去首饰 （4）洗手	束起头发 指甲已修剪 无饰品 洗手液，有效期内
首乌粥	第一步	首乌洗净，用纱布包起；粳米洗净	首乌洗净，用纱布包起 粳米洗净
	第二步	锅内加入1 500 mL水，放入首乌、粳米，煮至粥烂，将首乌捞出	锅内加入1 500 mL水，放入首乌、粳米，煮至粥烂，将首乌捞出
苏子麻仁粥	第一步	将紫苏子、麻子仁捣烂，加水研磨，滤过取汁	将紫苏子、麻子仁捣烂，加水研磨，滤过取汁
	第二步	与粳米同煮成粥	与粳米同煮成粥
整理		将所有灶具、炊具、餐具清洗干净，摆放整齐	
报告			报告评委，操作完毕

三、注意事项

1.做好食材初加工。全部食材要清洗干净，肉类可使用少许面粉或淀粉去除油渍、污渍。蔬菜洗净后在水中浸泡，水中放盐、小苏打、白醋（3选1），去除农药残留。根据需要对部分食材进行焯水处理。

2.制作过程中，注意刀工，掌握火候，采取正确的烹调方法。

3.各项操作要清洁卫生，注意生、熟分开，避免交叉污染。

4.饭菜应做到荤素搭配，色、香、味俱全。

5.为产妇制作饭菜禁放辛辣刺激性的调味品。

6.饭菜数量适当，不吃隔夜菜，避免造成浪费。

7.餐后将所有餐具、炊具、灶具清洗并擦拭干净。所有用具全部归位，放置整齐。

四、评分标准

表1-22　产妇便秘食疗方制作评分表

操作步骤	分值	技术要求	评分等级			得分
			A	B	C	
口述（30分）	30分	产后便秘饮食调理要点：以补血、养阴、润肠为主，宜吃富含纤维素高的水果蔬菜；忌烟酒和油腻食物；多饮水（说明要点准确，条理清晰，内容完整）	30分	15分	5分	

续表

操作步骤		分值	技术要求	评分等级			得分
				A	B	C	
准备（10分）	环境	3分	环境合适	3分	1分	0分	
	用物	3分	物品齐全，放置合理	3分	1分	0分	
	操作者	4分	着装规范	2分	1分	0分	
			洗手顺序、方法正确	2分	1分	0分	
首乌粥（19分）	备首乌	5分	首乌洗净，用纱布包起	5分	2分	1分	
	备粳米	5分	适量粳米洗净	5分	2分	1分	
	烹煮	5分	锅内加入1 500 mL水，放入首乌、粳米，煮至粥烂	5分	2分	1分	
		4分	将首乌捞出	4分	3分	1分	
苏子麻仁粥（25分）	备紫苏子、麻子仁	5分	将紫苏子、麻子仁捣烂	5分	2分	1分	
		5分	加水研磨	5分	2分	1分	
		5分	滤过取汁	5分	2分	1分	
	备粳米	5分	适量粳米洗净	5分	2分	1分	
	烹煮	5分	将滤汁与粳米同煮成粥	5分	2分	1分	
综合评价（16分）	操作质量	16分	刀工精巧细腻，大小、厚薄、粗细均匀	3分	2分	0分	
			火候适中，老嫩适宜，无焦糊、不熟或过火现象	3分	2分	0分	
			口味咸淡适中，具有应有的鲜香味	3分	2分	0分	
			盛放器皿摆放美观，数量适中，碗边无指痕、油污	3分	2分	0分	
			余料整理清洁，用具收拾清洁整齐	4分	3分	1分	
总分（100分）							

任务 1.12　产妇感冒食疗方制作

　　由于产褥期间产妇出汗较多，毛孔打开，易受风寒而引发感冒。发生感冒对产妇产后恢复健康不利，甚至可能会留下病根。

一、用物准备

灶具、炊具、餐具、所需食材（薏米100 g，葱白数段，橘皮10 g，生姜10 g，红糖适量）。

二、操作步骤

表1-23　产妇感冒食疗方制作

操作步骤		操作方法	语　言
报告			评委老师好 用物准备完毕，请求开始
准备	环境	打开门窗	门窗已开启
	用物	清洗炊具、餐具	炊具、餐具已清洗干净
	操作者	（1）束起头发 （2）修剪指甲 （3）脱去首饰 （4）洗手	束起头发 指甲已修剪 无饰品 洗手液，有效期内
薏米葱粥	第一步	薏米洗净，加水适量煮粥	薏米洗净，加水适量煮粥
	第二步	粥八成熟时，放入葱白煮至熟，空腹食用	粥八成熟时，放入葱白煮至熟 指导产妇空腹食用
姜丝红茶	第一步	橘皮、生姜切丝	橘皮、生姜切丝
	第二步	加水烹煮至半碗，服用时加入红糖，趁热服用	加水烹煮至半碗，服用时加入红糖 指导产妇趁热服用
整理		将所有灶具、炊具、餐具清洗干净，摆放整齐	
报告			报告评委，操作完毕

三、注意事项

1.做好食材初加工。全部食材要清洗干净，肉类可使用少许面粉或淀粉去除油渍、污渍。蔬菜洗净后在水中浸泡，水中放盐、小苏打、白醋（3选1），去除农药残留。根据需要对部分食材进行焯水处理。

2.制作过程中，注意刀工，掌握火候，采取正确的烹调方法。

3.各项操作要清洁卫生，注意生、熟分开，避免交叉污染。

4.饭菜应做到荤素搭配，色、香、味俱全。

5.为产妇制作饭菜禁放辛辣刺激性的调味品。

6.饭菜数量适当，不吃隔夜菜，避免造成浪费。

7.餐后将所有餐具、炊具、灶具清洗并擦拭干净。所有用具全部归位，放置整齐。

四、评分标准

表 1-24　产妇感冒食疗方制作评分表

操作步骤		分值	技术要求	评分等级			得分
				A	B	C	
口述（30分）		30分	感冒的预防：室内温湿度适宜，冬季室温 22 ~ 26 ℃，夏季室温 28 ℃左右，保持恒温，切忌忽冷忽热；产妇出汗后要用干毛巾擦拭干净，不宜用凉的湿毛巾；患病期间多卧床休息，多喝水，清淡饮食（说明要点准确，条理清晰，内容完整）	30分	15分	5分	
准备（10分）	环境	3分	环境合适	3分	1分	0分	
	用物	3分	物品齐全，放置合理	3分	1分	0分	
	操作者	4分	着装规范	2分	1分	0分	
			洗手顺序、方法正确	2分	1分	0分	
薏米葱粥（22分）	备薏米	4分	薏米洗净	4分	3分	1分	
	备葱白	4分	葱白洗净切段	4分	3分	1分	
	烹煮	5分	薏米加水煮至八成熟	5分	2分	1分	
		4分	加入葱白段煮熟	4分	3分	1分	
	指导	5分	指导产妇空腹食用	5分	2分	1分	
姜丝红茶（22分）	备橘皮丝	4分	橘皮洗净切丝	4分	3分	1分	
	备姜丝	4分	生姜洗净切丝	4分	3分	1分	
	烹煮	5分	橘皮丝和生姜丝加水烹煮至半碗	5分	2分	1分	
	指导	4分	服用前加入红糖	4分	3分	1分	
		5分	指导产妇趁热服用	5分	2分	1分	
综合评价（16分）	操作质量	16分	刀工精巧细腻，大小、厚薄、粗细均匀	3分	2分	0分	
			火候适中，老嫩适宜，无焦糊、不熟或过火现象	3分	2分	0分	
			口味咸淡适中，具有应有的鲜香味	3分	2分	0分	
			盛放器皿摆放美观，数量适中，碗边无指痕、油污	3分	2分	0分	
			余料整理清洁，用具收拾清洁整齐	4分	3分	1分	
总分（100分）							

单元测试1

1. 在床上擦浴过程中产妇突然面色苍白出冷汗，主诉感寒战、心慌，应（　　）。

   A. 加快速度，尽早完成擦浴　　　B. 请家属协助一起擦浴

   C. 停止操作为产妇保暖　　　　　D. 鼓励产妇做深呼吸

2. 床上擦浴应在（　　）分钟内完成。

   A. 10 ~ 15　　　　　　　　　　B. 15 ~ 20

   C. 15 ~ 25　　　　　　　　　　D. 15 ~ 30

3. 床上擦浴时应将室温调节在（　　）。

   A. 18 ~ 20 ℃　　　　　　　　B. 20 ~ 22 ℃

   C. 22 ~ 24 ℃　　　　　　　　D. 24 ~ 26 ℃

4. 床上擦浴操作错误的是（　　）。

   A. 注意及时遮盖隐私　　　　　B. 按顺序擦拭脸、颈、全身

   C. 关闭门窗　　　　　　　　　D. 水温为 40 ~ 45 ℃

5. 以下不属于母乳喂养重要作用的是（　　）。

   A. 有助于增进亲子感情　　　　B. 容易消化吸收

   C. 减少母亲子宫收缩　　　　　D. 保护婴儿免于感染

6. WHO 推荐纯母乳喂养可至婴儿（　　）。

   A. 4 个月　　　　　　　　　　B. 6 个月

   C. 9 个月　　　　　　　　　　D. 12 个月

7. 母乳喂养体位正确的是（　　）。

   A. 母亲用一只手托住婴儿的肩部　B. 婴儿的头及身体在一直线上

   C. 婴儿颈部扭曲着　　　　　　D. 母亲将身体和乳房挪向婴儿

8. 婴儿含接乳头姿势不正确的是（　　）。

   A. 婴儿的口含住乳头　　　　　B. 乳头及大部分乳晕应含在婴儿口中

   C. 婴儿口张得很大，下唇向外翻　D. 婴儿的舌头呈勺状环绕于乳头及乳晕

9. 乳头痛最主要的原因是（　　）。

   A. 婴儿只含接乳头、无效吸吮　B. 婴儿吸奶时口腔负压太大

   C. 婴儿吃奶的时间太长　　　　D. 母亲乳房念珠菌（假丝酵母菌）感染

10. 预防乳房肿胀的措施不包括（　　）。

    A. 分娩后尽早让母婴皮肤接触　B. 分娩后尽早让婴儿吸吮乳房

    C. 按需哺乳，不限制哺乳时间　D. 为保证母亲休息，夜间将婴儿放在婴儿室

11. 哺乳期用药的基本原则不包括（　　）。

    A. 非处方药物在哺乳期使用是安全的

B. 若母亲所用药物同时适用于新生儿（婴儿），则一般是安全的

C. 在不影响治疗效果的情况下，选用进入乳汁量少、对新生儿影响最小的药物

D. 用药时间长或者剂量较大，可能造成不良影响时需要监测婴儿的血药浓度

12. 母乳喂养期间用药，以下正确的是（　　）。

A. 避孕药中的雌激素对婴儿性发育有影响，应避免服用

B. 服用甲状腺素片的，不应母乳喂养

C. 母乳喂养期间可以服用含孕激素的避孕药

D. 服用肾上腺皮质激素的，应停止母乳喂养

13. 乳腺炎产妇可以食用（　　）。

A. 小米粥　　　　　　　　　B. 鲫鱼汤

C. 鸽子汤　　　　　　　　　D. 猪蹄汤

14. 以下不符合通草鲫鱼汤制作要求的是（　　）。

A. 刀工精巧细致　　　　　　B. 火候适中

C. 煎鱼需要焦糊一些　　　　D. 口味咸淡适中

15. 以下不属于半流质的食物是（　　）。

A. 片汤　　　　　　　　　　B. 鸡蛋挂面汤

C. 蛋花汤　　　　　　　　　D. 牛奶

16. 产后（　　）内禁食生冷类食物，如苦瓜、西瓜等。

A. 20 天　　　　　　　　　　B. 42 天

C. 10 天　　　　　　　　　　D. 30 天

17.（　　）是构成血红蛋白的重要原料，贫血者应多食用其含量丰富的食物，如牛奶、鱼类、蛋类、黄豆及豆制品。

A. 蛋白质　　　　　　　　　B. 核酸

C. 磷脂　　　　　　　　　　D. 脂肪

18. 给产妇准备各种营养菜肴时，不需要考虑的因素是（　　）。

A. 产妇的体质　　　　　　　B. 产妇是否过敏

C. 产妇的年龄　　　　　　　D. 食材的营养价值

19. 产妇要忌辛辣刺激性食物，可适当选用（　　）蔬菜或水果来平衡内热体质。

A. 温补性　　　　　　　　　B. 凉性

C. 寒性　　　　　　　　　　D. 热性

20. 寒性体质忌食（　　）。

A. 梨子　　　　　　　　　　B. 苹果

C. 荔枝　　　　　　　　　　D. 龙眼

21. 产后红糖使用的正确时间是（　　）。

　　A. 3 ~ 4 天　　　　　　　　　B. 7 ~ 10 天

　　C. 15 ~ 30 天　　　　　　　　D. 30 ~ 42 天

22. 哺乳期食用味精会导致婴儿微量元素（　　）缺乏。

　　A. 钙　　　　　　　　　　　　B. 铁

　　C. 锌　　　　　　　　　　　　D. 硒

23. 哺乳期母亲食用后不会影响婴儿生长发育的是（　　）。

　　A. 味精　　　　　　　　　　　B. 水果

　　C. 咖啡　　　　　　　　　　　D. 茶

24. 容易使产妇肚子胀气的食物是（　　）。

　　A. 香蕉　　　　　　　　　　　B. 牛奶

　　C. 葡萄　　　　　　　　　　　D. 青菜

25. 下列具有补血作用的食物是（　　）。

　　A. 香蕉　　　　　　　　　　　B. 梨

　　C. 葡萄　　　　　　　　　　　D. 橘子

26. 下列具有利尿、消肿、除湿作用的食物是（　　）。

　　A. 韭菜　　　　　　　　　　　B. 木瓜

　　C. 红豆　　　　　　　　　　　D. 燕麦

27. 下列具有下奶功能的食物是（　　）。

　　A. 母鸡　　　　　　　　　　　B. 燕麦

　　C. 啤酒　　　　　　　　　　　D. 猪蹄

（陈梅，李婷婷）

项目2　婴儿护理

情景导入

　　李妈妈家宝宝10个月左右，最近出现便秘、面黄肌瘦、脱发等症状，这可愁坏了全家人，李妈妈家人带着宝宝到多家医院检查，没有查出原因。医生仔细询问后得知李妈妈家人给宝宝兑奶时存在水量不够、不按说明兑奶等问题，一直给宝宝喝高浓度奶，最后得出的结论是宝贝的状况由喝高浓度奶造成，如果不及时纠正，后果不堪设想。全家后悔不已，没想到自己的无知给宝宝带来了伤害。

？请思考

　　1. 应该如何正确喂养宝宝？

　　2. 应该怎样照顾宝宝？

　　3. 宝宝出现问题应如何处理？

任务2.1　人工喂养方法

　　4～6个月以内的宝宝由于各种原因不能进行母乳喂养，完全采用其他乳品或代乳品喂哺时，称人工喂养。配方奶粉营养接近母乳，所以人工喂养和宝宝断乳时首选配方奶粉比较合适。用配方奶粉给宝宝喂养时，正确冲兑奶粉可以保证奶粉中的营养不被破坏，有利于宝宝健康成长。奶粉冲调好后，正确喂养也非常重要。

一、用物准备

　　奶粉、奶瓶、奶嘴、口水巾（3张）、温开水、小盆、洗刷用具、消毒用具。

二、操作步骤

表 2-1　人工喂养

操作步骤		操作方法	语　言
报告			评委老师好 用物准备完毕，请求开始
准备	环境	评估环境	环境宽敞明亮，温湿度适宜
	操作者	（1）束起头发 （2）修剪指甲 （3）脱去首饰 （4）洗手、戴口罩	束起头发 指甲已修剪 无饰品 洗手液，有效期内
	婴儿	处理大小便	宝宝大小便已处理
兑奶粉	检查奶粉	查对奶粉有效期、质量	奶粉有效期内，按说明冲兑奶粉，每 30 mL 水加一勺奶粉
	取奶瓶	取出消毒好的奶瓶	奶瓶已消毒
	倒水	纯净水烧开，调好水温 参考奶粉包装上的用量说明，按婴儿体重，将适量的水加入奶瓶中（图 2-1A）	水温 38 ~ 40 ℃ 一定要先加水，再加奶粉，以保证剂量的准确性
	取奶粉	（1）用奶粉专用的量勺取适量奶粉 （2)在奶粉盒(筒)口平面处刮平，放入奶瓶中（图 2-1B）	取奶粉要用专用的量勺 在筒口处刮平，一定要平勺
	溶解	（1）旋紧奶嘴盖 （2）往一个方向轻轻摇晃奶瓶或双手来回搓滚奶瓶，使奶粉溶解至浓度均匀（图 2-1C）	盖紧 一个方向摇晃奶瓶或双手来回搓滚奶瓶，使奶粉充分溶解。切忌上下摇晃奶瓶，以免产生大量的泡沫
	试温	将配好的奶滴到手腕内侧，感觉温度适宜便可以给婴儿食用（图 2-1D）	将奶滴 1 ~ 2 滴到手腕内侧，感觉温热即可
喂哺	戴围嘴	戴上围嘴	宝贝，来，带上漂亮的小围嘴，我们要喝奶了
	怀抱婴儿	（1）将宝宝抱入怀中 （2）取舒适坐位 （3）将宝宝头部枕在成人的肘弯处，前臂支撑婴儿后背，使其呈半坐姿势（图 2-2A）	取舒适坐位 将宝宝头部置于肘弯处，前臂托住宝宝背部及臀部，使其呈半坐位

续表

操作步骤		操作方法	语　言
喂哺	喂奶	（1）反手拿奶瓶，用奶嘴轻触婴儿下唇 （2）待其开口后顺势放入奶嘴，奶瓶与嘴呈90° （3）喂奶时始终保持奶瓶倾斜，使奶液充满奶嘴（图2-2B） （4）用柔和的目光看着宝宝喝奶	用奶嘴轻触宝宝下唇 待其开口后顺势放入奶嘴，奶瓶与嘴呈90° 喂奶时始终保持奶嘴内充满奶液 宝宝乖，喝完啦
	拍嗝	（1）喂奶完毕，擦净口唇 （2）身体前倾用肩接婴儿头，将婴儿竖抱（图2-2C） （3）用空心掌由下至上轻轻拍打后背，直到婴儿打嗝 （4）让其右侧卧位安睡（图2-2D）	擦干净小嘴儿 宝贝，来，我们拍拍背 用空心掌由下至上轻拍背部，直到宝宝打嗝 宝宝打嗝了！来，我们躺下 将宝宝右侧卧位
整理		（1）整理奶瓶、奶粉、小毛巾等 （2）洗手 （3）取口罩	整理用物 将剩余的奶液倒掉，洗净、消毒奶瓶备用
报告			报告评委，操作完毕

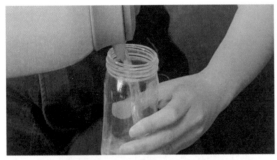
A. 加水

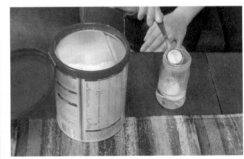
B. 加奶粉

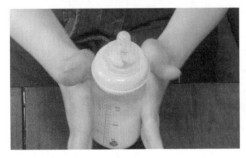
C. 摇匀

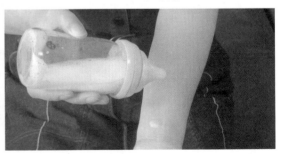
D. 试温

图 2-1　兑奶粉

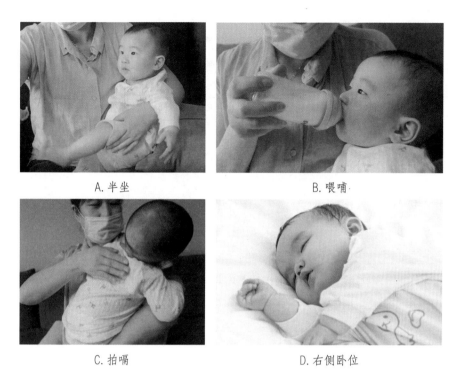

A. 半坐 B. 喂哺
C. 拍嗝 D. 右侧卧位

图 2-2 奶瓶喂养

三、注意事项

1.喂哺时要用柔和的眼光看着宝宝喝奶，眼睛尽量与宝宝对视，以增进情感交流。

2.选择适宜的奶瓶和奶嘴，正确冲兑奶粉，及时根据宝宝情况调整奶量。

3.喂哺前测试奶液温度，喂哺时避免空气吸入。

4.喂奶时将宝宝头部抬高，呈半坐姿势，可以防止呛奶。

5.喂奶后奶具应及时清洗、定期消毒。

小贴士：奶瓶的清洗和消毒

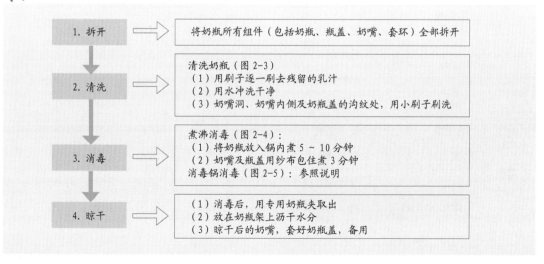

1. 拆开	→	将奶瓶所有组件（包括奶瓶、瓶盖、奶嘴、套环）全部拆开
2. 清洗	→	清洗奶瓶（图 2-3） （1）用刷子逐一刷去残留的乳汁 （2）用水冲洗干净 （3）奶嘴洞、奶嘴内侧及奶瓶盖的沟纹处，用小刷子刷洗
3. 消毒	→	煮沸消毒（图 2-4）： （1）将奶瓶放入锅内煮 5 ~ 10 分钟 （2）奶嘴及瓶盖用纱布包住煮 3 分钟 消毒锅消毒（图 2-5）：参照说明
4. 晾干	→	（1）消毒后，用专用奶瓶夹取出 （2）放在奶瓶架上沥干水分 （3）晾干后的奶嘴，套好奶瓶盖，备用

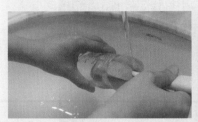
图 2-3　清洗奶瓶

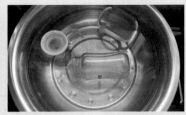
图 2-4　煮沸消毒

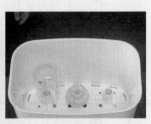
图 2-5　消毒锅消毒

四、评分标准

表 2-2　人工喂养方法评分表

操作步骤		分值	技术要求	评分等级			得分
				A	B	C	
准备 （11分）	环境	2分	环境合适	2分	1分	0分	
	用物	2分	物品齐全，放置合理	2分	1分	0分	
	操作者	5分	着装规范	2分	1分	0分	
			洗手顺序、方法正确	2分	1分	0分	
			戴口罩方法正确	1分	0分	0分	
	婴儿	2分	处理大小便	2分	1分	0分	
兑奶粉 （25分）	检查奶粉	4分	认真检查奶粉有效期、质量	4分	2分	1分	
	奶瓶准备	2分	取出奶瓶方法正确	2分	1分	0分	
	饮用水 准备	2分	水温合适	2分	1分	0分	
	倒水	3分	水剂量准确	3分	1分	0分	
	取奶粉	6分	用奶粉专用量勺	3分	1分	0分	
			每次刮平量勺	3分	1分	0分	
	溶解	6分	摇匀动作正确	3分	1分	0分	
			奶粉充分溶解，不挂壁	3分	1分	0分	
	试温	2分	测试奶温方法正确	2分	1分	0分	
喂哺 （42分）	戴围嘴	2分	戴上围嘴	2分	1分	0分	
	怀抱婴儿	5分	怀抱婴儿方法正确	5分	2分	1分	
	喂奶	20分	拿奶瓶方法正确	4分	2分	1分	
			奶嘴触碰嘴唇，部位、方法正确	4分	2分	1分	
			奶嘴与嘴呈 90°	4分	2分	1分	

续表

操作步骤		分值	技术要求	评分等级			得分
				A	B	C	
喂哺（42分）	喂奶	20分	始终保持奶瓶倾斜，使奶液充满奶嘴	4分	2分	1分	
			目光柔和看着宝宝，并观察宝宝情况	4分	2分	1分	
	拍嗝	15分	擦净口唇	2分	1分	0分	
			竖抱方法正确	5分	3分	1分	
			拍背方法正确	5分	3分	1分	
			卧位正确，舒适	3分	1分	0分	
整理（5分）	整理	2分	用物处理符合要求	2分	1分	0分	
	洗手取口罩	2分	洗手步骤、方法正确	2分	1分	0分	
		1分	取口罩方法正确	1分	0分	0分	
综合评价（17分）	操作质量	17分	操作熟练、规范，动作轻柔	5分	2分	1分	
			态度和蔼，体现爱心	5分	2分	1分	
			婴儿安全、舒适	5分	2分	1分	
			按时完成	2分	0分	0分	
总分（100分）							

任务 2.2　正确更换尿布、托抱婴儿

宝宝皮肤娇嫩，使用尿布需及时更换，保持宝宝臀部皮肤清洁、干燥和舒适，预防皮肤破损和尿布皮炎。宝宝骨骼柔软，熟练包裹、正确托抱尤其重要。

一、用物准备

一次性尿布（纸尿裤）、小毛巾、小盆（盛温水）、清洁衣物、包被、护臀霜、收纳盆。

二、操作步骤

表 2-3　正确更换尿布、托抱婴儿

操作步骤	操作方法	语　言
报告		评委老师好 用物准备完毕，请求开始

续表

操作步骤		操作方法	语　言
报告			评委老师好 用物准备完毕，请求开始
准备	环境	评估环境	环境宽敞明亮，温湿度适宜
	操作者	（1）束起头发 （2）修剪指甲 （3）脱去首饰 （4）洗手、戴口罩	束起头发 指甲已修剪 无饰品 洗手液，有效期内
更换尿布	取污尿布	（1）揭开盖被，松解尿布、露出臀部（图 2-6A） （2）揭开污尿布，观察大小便情况 （3）以原尿布的洁净部分由前向后轻轻擦拭会阴部及臀部 （4）对折尿布，将污染部分向内卷折后放于污物桶	来，看看宝宝尿了没 给宝宝擦擦
	清洗臀部（图 2-6B）	（1）用温水清洗会阴及臀部，擦洗顺序由上向下（最后擦洗肛门） （2）用小毛巾轻轻吸干 （3）必要时涂抹护臀霜或爽身粉	给宝宝洗干净 从上到下，最后擦洗肛门 来，给宝宝擦干 涂上护臀霜
	垫清洁尿布（图 2-6C）	（1）用一手握提宝宝双脚，使臀部略抬高 （2）另一手将清洁尿布（或纸尿裤）一端垫于宝宝腰骶部 （3）另一端由两腿之间拉上覆盖至下腹部，系好，整理，松紧适宜 （4）整理衣裤	宝宝抬抬脚 穿干净尿裤了 松紧合适 宝贝，穿好了
包裹婴儿	放抱被	（1）将包被一角放于正上方，平整地摊在台面上 （2）宝宝放于包被上	来，给宝宝裹上好看的包被
	折帽子	用正上方的角为宝宝折一小帽子	折个小帽子，真乖
	包裹身体	（1）将宝宝身体一侧包被的角拉起，包裹住宝宝身体，多余部分折放在宝宝臀下 （2）将最下方的角折起 （3）将另一侧角拉起，包裹住	给宝宝裹上 留一掌的距离，利于宝宝活动 包好了，真好看
托抱婴儿	抱起婴儿	（1）将一只手伸到宝宝颈下托起头颈部 （2）另一只手环绕托住其臀部 （3）两手同时用力上台，将宝宝稳稳地托起	来，抱宝宝喽

续表

操作步骤		操作方法	语　言
托抱婴儿	怀抱婴儿（坐姿）	（1）将宝宝横抱在怀里 （2）使婴儿颈部靠在肘弯处，前臂与手掌托住宝宝背部与臀部，另一只手扶住其髋部	宝宝头颈部靠在肘弯处，前臂与手掌托住宝宝背部与臀部，另一只手扶住其髋部
	放下婴儿	（1）将宝宝轻轻抱离身体 （2）弯腰放下婴儿身体下半部 （3）放下上身和头部，抽出双手	来，宝宝，我们躺下了
整理		（1）整理婴儿模型、所用物品、操作环境等 （2）洗手 （3）取口罩	整理用物
报告			报告评委，操作完毕

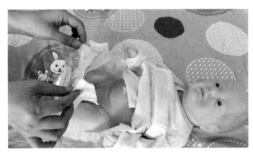

A.松解尿布　　　　　　　　　　　　　B.清洗臀部

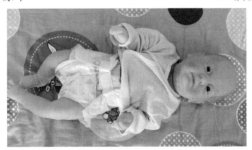

C.垫清洁尿布

图 2-6　更换尿布

三、注意事项

1.备齐用物，避免操作中途离开宝宝。

2.更换过程中注意观察宝宝大小便颜色、量和性质及臀部皮肤情况。

3.尿布松紧合适，避免过松导致大小便外溢、过紧束缚影响呼吸。

4.脐带未脱落的新生儿，可将尿布前段的上端向下折，使脐带残端处于暴露状态。

5. 避免过多暴露宝宝，动作轻柔，力度适中。

6. 加强与宝宝的语言及非语言情感交流，关爱宝宝。

四、评分标准

表 2-4   正确更换尿布、托抱婴儿评分表

操作步骤		分值	技术要求	评分等级			得分
				A	B	C	
准备 （9分）	环境	2分	环境合适	2分	1分	0分	
	用物	2分	物品齐全，放置合理	2分	1分	0分	
	操作者	5分	着装规范	2分	1分	0分	
			洗手顺序、方法正确	2分	1分	0分	
			戴口罩方法正确	1分	0分	0分	
更换尿布 （30分）	取污尿布	10分	揭开盖被，松解尿布方法正确	2分	1分	0分	
			观察大小便情况	2分	1分	0分	
			原尿布的洁净部分擦拭会阴部及臀部方法正确	4分	3分	1分	
			撤出污尿布方法正确	2分	1分	0分	
	清洗臀部	12分	清洗方法、顺序正确	6分	5分	3分	
			擦干臀部方法正确	3分	2分	1分	
			正确使用护臀霜或爽身粉	3分	2分	1分	
	垫清洁尿布	8分	手提宝宝双脚，部位正确，臀部抬离高度合适	2分	1分	0分	
			清洁尿布平整、位置合适	2分	1分	0分	
			松紧适宜	2分	1分	0分	
			整理衣裤	2分	1分	0分	
包裹婴儿 （20分）	放抱被	5分	包被摆放平整、位置正确	2分	1分	0分	
			宝宝放于包被上动作轻柔、位置合适	3分	2分	1分	
	折帽子	3分	帽子大小合适、美观	3分	2分	1分	
	包裹身体	12分	包裹松紧合适，折放在宝宝臀下部分平整	4分	3分	1分	
			折下角留出合适距离	4分	3分	1分	
			包裹松紧合适，颈部贴合	4分	3分	1分	

操作步骤		分值	技术要求	评分等级			得分
				A	B	C	
托抱婴儿（21分）	抱起婴儿	5分	托起头颈部稳妥	2分	1分	0分	
			环绕托住其臀部方法正确	1分	0分	0分	
			托起宝宝平稳、安全	2分	1分	0分	
	怀抱婴儿（坐姿）	8分	婴儿头颈部靠在肘弯处	3分	2分	1分	
			前臂与手掌托住背部与臀部	3分	2分	0分	
			另一只手扶住其髋部	2分	1分	0分	
	放下婴儿	8分	抱离身体轻稳	2分	1分	0分	
			放下身体下半部	3分	2分	1分	
			放下上身和头部，抽出双手	3分	2分	1分	
整理（5分）	整理	2分	用物处理符合要求	2分	1分	0分	
	洗手	2分	洗手步骤、方法正确	2分	1分	0分	
	取口罩	1分	取口罩方法正确	1分	0分	0分	
综合评价（15分）	操作质量	15分	操作熟练、规范，动作轻柔	5分	2分	1分	
			态度和蔼，体现爱心	4分	2分	1分	
			婴儿安全、舒适	4分	2分	1分	
			按时完成	2分	0分	0分	
总分（100分）							

任务 2.3　为婴儿穿脱衣裤

宝宝皮肤娇嫩，骨骼柔软，选择衣物和穿脱衣裤都要注意方法，避免伤着宝宝。衣物一般要选择柔软、亲肤、有弹性的，以纯棉、浅色为宜。穿脱衣裤时动作一定要轻柔，以免擦伤皮肤，或造成关节脱臼。

一、用物准备

婴儿模型、干净衣物（开衫、裤子）、包被、收纳盆。

二、操作步骤

表 2-5　为婴儿穿脱衣裤

操作步骤		操作方法	语　言
报告			评委老师好 用物准备完毕，请求开始
准备	环境	评估环境	环境宽敞明亮，温湿度适宜
	衣物	（1）将上衣展开，平铺于操作台 （2）裤子前面朝上放好，一般后档比前档开衩大 （3）检查	纽扣无松动，衣带无缠绕危险
	操作者	（1）束起头发 （2）修剪指甲 （3）脱去首饰 （4）洗手、戴口罩	束起头发 指甲已修剪 无饰品 洗手液，有效期内
脱开衫衣裤	脱裤子 （图 2-7A）	（1）双手拉下裤腰至大腿 （2）一只手握住宝宝大腿，另一只手拉住一只裤脚将裤腿褪下 （3）同法脱下另一侧	我们脱下小裤裤啦
	脱开衫 （图 2-7B）	（1）解开带子 （2）收拢一侧衣袖，套在手上，另一手扶住宝宝前臂和手腕处，轻轻拉出衣袖 （3）抱起头颈部，一手将已脱下的衣服拉向另一侧 （4）放平宝宝，拉下另一侧衣袖即可	宝贝儿，再把衣服脱掉 来，小手退出来 宝贝儿，来，抱一下
穿开衫衣裤	穿袖子	（1）托起宝宝，将宝宝平放于衣服上，脖子对准衣领的位置（图 2-8A） （2）将衣袖收拢，一手从中间穿过去，五指张开，撑起衣袖（图 2-8B） （3）另一只手轻轻握住宝宝前臂和肘关节处，撑起衣袖的手包住宝宝手腕，另一手顺势把衣袖套在宝宝手臂上，拉至肩颈处 （4）同法穿好另一侧	给宝贝儿穿上漂亮的衣服 抓住小手手，嗯，很好 来，这边。小宝贝儿今天真乖
	系衣带	（1）由里到外，由上往下系好带子，松紧适宜 （2）整理好衣物	系好衣带 整理衣服

续表

操作步骤		操作方法	语　言
穿开衫衣裤	穿裤腿（图2-8C）	（1）把裤腿由上往下收拢，一手从中穿过，五指张开，撑起裤腿	来，穿裤裤了
		（2）一手托起宝宝足踝，用撑起裤腿的手握住宝宝足踝处，另一手顺势拉上裤腿	抓住小脚
		（3）同法穿好另一侧	来，这边，拉上来
	理裤子	（1）将宝宝臀部稍稍抬起，双手将裤腰拉至宝宝腰部	抬抬小屁股
		（2）侧身，提起裤腰包住上衣	宝贝儿，侧过来
		（3）同法穿好另一侧	来，这边
		（4）把衣服整理平整	嗯，穿好啦
整理			整理用物
报告			报告评委，操作完毕

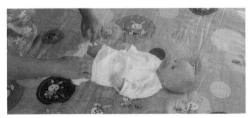

A. 脱裤子

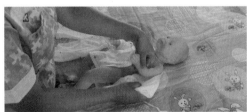

B. 脱开衫

图 2-7　脱衣裤

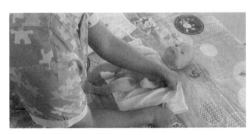

A. 脖子对准衣领

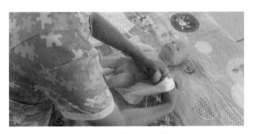

B. 用手撑起衣袖

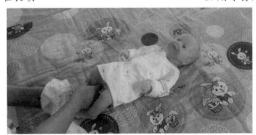

C. 穿裤腿

图 2-8　穿衣裤

三、注意事项

1.提前将衣物准备齐全，按顺序放好。

2.选择平坦的地方换衣服，穿衣前检查衣服面料是否柔软透气、纽扣是否松动、衣带是否缠绕、挂件饰物等是否安全。

3.穿脱衣裤时动作一定要轻柔，以免擦伤皮肤，或造成关节脱臼。

4.穿脱衣裤时面带微笑，并不时地加以鼓励和表扬，使宝宝养成勤换衣服、爱清洁的良好习惯。

四、评分标准

表 2-6　为婴儿穿脱衣裤评分表

操作步骤		分值	技术要求	评分等级			得分
				A	B	C	
准备（16）	环境	2分	环境合适	2分	1分	0分	
	衣物	9分	将上衣展开，平铺于操作台	3分	2分	1分	
			裤子前面朝上放好，一般后裆比前裆开衩大	3分	2分	1分	
			检查	3分	2分	0分	
	操作者	5分	着装规范	2分	1分	0分	
			洗手顺序、方法正确	2分	1分	0分	
			戴口罩方法正确	1分	0分	0分	
脱开衫衣裤（20分）	脱裤子	7分	拉下裤腰动作正确、轻柔	3分	2分	1分	
			脱裤腿方法正确	2分	1分	0分	
			脱另一侧裤腿方法正确	2分	1分	0分	
	脱开衫	13分	解开带子	2分	1分	0分	
			收拢衣袖方法正确，脱袖方法正确	3分	2分	1分	
			抱起头颈部姿势正确，将衣服拉向另一侧方法正确	4分	3分	1分	
			放平宝宝动作轻柔，拉下另一侧衣袖方法正确	4分	3分	1分	
穿开衫衣裤（43分）	穿袖子	15分	宝宝平放于衣服上，位置合适	3分	2分	1分	
			收拢衣袖方法正确	4分	3分	1分	
			穿一侧衣袖方法正确	4分	3分	1分	
			穿另一侧衣袖方法正确	4分	3分	1分	

续表

操作步骤		分值	技术要求	评分等级			得分
				A	B	C	
穿开衫衣裤（43分）	系衣带	6分	系带子顺序、方法正确	3分	2分	1分	
			整理好衣物	3分	2分	1分	
	穿裤腿	9分	收拢裤腿方法正确	3分	2分	1分	
			穿一只裤腿方法正确	3分	2分	1分	
			穿另一侧裤腿方法正确	3分	2分	1分	
	整理裤子	13分	臀部抬起高度合适，拉裤腰方法正确	4分	3分	2分	
			提起裤腰包住上衣方法正确	3分	2分	1分	
			另一侧裤腰包上衣方法正确	3分	2分	1分	
			整理衣裤	3分	2分	1分	
整理（5分）	整理	2分	用物处理符合要求	2分	1分	0分	
	洗手	2分	洗手步骤、方法正确	2分	1分	0分	
	取口罩	1分	取口罩方法正确	1分	0分	0分	
综合评价（16分）	操作质量	16分	操作熟练、规范，动作轻柔	5分	2分	1分	
			态度和蔼，体现爱心	4分	2分	1分	
			婴儿安全、舒适	5分	2分	1分	
			按时完成	2分	0分	0分	
总分（100分）							

任务 2.4　为婴儿洗澡

婴儿新陈代谢旺盛，皮肤娇嫩，给宝宝洗澡不仅可以保持皮肤清洁舒适，预防皮肤感染，还可以促进血液循环。观察宝宝全身情况，及早发现皮肤感染等异常情况。

一、用物准备

1.用品类：干净衣物、尿布、包被、隔尿垫、洗手液、污物筐、垃圾桶、护臀霜、润肤油、棉签、湿巾、纸巾等。

2.洗浴类：脸盆、浴盆（内备 38 ~ 40 ℃温水约 2/3 满）、浴巾 2 张、小毛巾 3 张、水温计、沐浴液等。

二、操作步骤

表 2-7　为婴儿洗澡

操作步骤		操作方法	语　言
报告			评委老师好 用物准备完毕，请求开始
准备	环境	关闭门窗，调节室温	关闭门窗，室温 26 ~ 28 ℃，适合沐浴
	操作者	（1）束起头发 （2）修剪指甲 （3）脱去首饰 （4）洗手、戴口罩	束起头发 指甲已修剪 无饰品 洗手液，有效期内
	测水温	（1）水温计测量 （2）手腕内侧试温	水温 38 ℃ 水温合适
脱衣包裹	松包被	（1）松开包被 （2）活动肢体（活动手、脚）	宝贝儿，我们来洗澡澡了 嗯，宝贝儿真乖
	脱裤子	（1）双手拉下裤腰至大腿 （2）一手托起宝宝腿部，一手拉下裤腿 （3）同法脱下另一侧裤腿	我们脱下小裤裤啦
	脱衣服	（1）解开带子 （2）收拢一侧衣袖，套在手上，另一手扶住宝宝前臂和手腕处，轻轻拉出衣袖 （3）抱起头颈部，一手将已脱下的衣服拉向另一侧 （4）放平宝宝，拉下另一侧衣袖即可	宝贝儿，再把衣服脱掉 来，小手退出来 宝贝儿，来，抱一下
	包裹	大毛巾包裹	来，给宝宝包上
洗脸	托抱	抱起宝宝，用左手托住其头颈部，左臂及腋下夹住宝宝臀部及下肢	来，我抱啰
	洗眼睛 （图 2-9A）	（1）用小毛巾从内眼角向外眼角轻轻擦拭一侧眼睛，换清洁面 （2）同法擦洗另一侧	洗洗宝贝儿的眼睛，宝贝儿的眼睛真漂亮
	洗鼻子—面颊	依次擦洗鼻子—鼻翼—口唇周围—额头—面部—下巴—耳朵	洗洗小鼻子、小嘴巴、额头、面部、下巴，还有我们的小耳朵
洗头	折耳朵 （图 2-9B）	拇指与中指分别将宝宝耳朵折向前方，轻轻按住，堵住外耳道，以免水流入耳内	宝贝儿，来，洗头了 拇指与中指分别将宝宝耳朵折向前方，以免水流入耳内

续表

操作步骤		操作方法	语　言
洗头	清洗 （图 2-9C）	（1）湿润头发，将洗发液均匀涂抹在头上，用指腹轻轻揉搓 （2）清水冲洗干净	宝贝儿，舒服吧？ 冲洗干净
	擦干	擦干头发	宝贝儿表现得真棒，给你擦干
洗躯干	入盆 （图 2-9D）	（1）取下毛巾 （2）取下纸尿裤 （3）抱稳宝宝：左手握住左肩及腋窝处，使其头颈部枕于操作者左手腕及前臂；右手握住宝宝左腿靠近腹股沟处 （4）入水：轻轻试水，将宝宝缓慢放入水中	脱去纸尿裤，大小便已处理 来，姐姐抱 左手握住左肩及腋窝处，右手握住宝宝左侧大腿根部 宝贝儿，我们来玩水啰
	洗胸腹部 （图 2-9E）	（1）保持入盆时的姿势，松开右手 （2）先浇少许水在胸部，让宝宝适应水温 （3）依次清洗颈部—胸部—腹部—腋下—上肢—手—腹股沟—会阴—下肢	好玩吗？ 依次清洗颈部—胸部—腹部—腋下—上肢—手—腹股沟—会阴—下肢，冲洗干净
	洗背臀部 （图 2-9F）	（1）换右手从前方握住宝宝左肩及腋窝处，使其头颈部俯于操作者右手腕及前臂，捋顺宝宝下肢 （2）依次清洗后颈部—背部—臀部—下肢，边洗边冲净沐浴液 （3）背部清洗完后，将宝宝回到仰卧的姿势 （4）再次用清水将沐浴液清洗干净	来，宝贝儿，趴在我的手上 捋顺宝宝下肢 依次清洗后颈部—背部—臀部—下肢 我们翻回来，宝贝儿表现得太棒了 来，我们再冲洗一下
洗净后	出盆	将宝宝从水中抱出	宝贝儿，我们洗完啦
	皮肤护理	（1）用大毛巾包裹全身并将水分吸干 （2）检查宝宝全身皮肤情况 （3）涂抹润肤乳	给乖乖擦干（重点擦干颈部、腋下、腹股沟等皮肤皱褶处） 皮肤完好 抹点香香，嗯，好香呀
	包包被	穿衣裤（省略） 包包被	给宝贝儿包上包被，今天宝贝儿表现得真棒啊
整理		整理衣物、浴巾、澡盆、脸盆等	整理用物
报告			报告评委，操作完毕

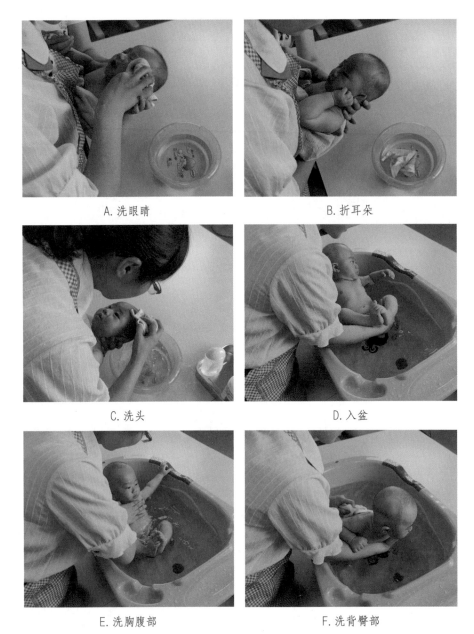

A. 洗眼睛

B. 折耳朵

C. 洗头

D. 入盆

E. 洗胸腹部

F. 洗背臀部

图 2-9 洗澡

📢 **小贴士：鼻腔的清洁**

　　如婴儿因鼻痂堵塞鼻腔哭闹不安时，可用消毒棉签蘸少量温水，挤干后轻轻插入鼻腔旋转，将鼻痂卷出。再用棉签蘸少许香油润滑鼻腔（香油不可滴入鼻腔）。动作要轻柔，棉签插入不能过深。

三、注意事项

1.婴儿洗澡最好每天 1 次，频率也可随季节和宝宝的具体情况而定。

2.洗澡时间宜安排在进食 1 小时后或喂奶前，以防宝宝呕吐和溢乳。

3.给宝宝洗澡时动作要轻快，注意保暖，防止着凉。

4.水和洗发液不要流入宝宝耳朵和眼睛。

5.清洗过程中重点注意颈部、腋下、腹股沟等皮肤褶皱处。女宝宝自上而下轻轻清洗阴唇；男宝宝注意洗净阴囊下方及包皮处污垢。

6.出入浴盆时，一定要抱稳宝宝，避免滑落坠地。

四、评分标准

表 2-8　为婴儿洗澡评分表

操作步骤		分值	技术要求	评分等级			得分
				A	B	C	
准备（10分）	环境	2分	环境合适	2分	1分	0分	
	操作者	5分	着装规范	2分	1分	0分	
			洗手顺序、方法正确	2分	1分	0分	
			戴口罩方法正确	1分	0分	0分	
	测水温	3分	水温合适	3分	2分	1分	
脱衣包裹（10分）	松包被	1分	松开包被方法正确	1分	0分	0分	
	脱裤子	3分	脱裤子方法正确	3分	2分	1分	
	脱衣服	4分	脱衣服方法正确	4分	3分	1分	
	包裹	2分	大毛巾包裹	2分	1分	0分	
洗脸（10分）	托抱	2分	托抱宝宝姿势正确	2分	1分	0分	
	洗眼睛	3分	从内眼角到外眼角	2分	1分	0分	
			换清洁面洗另一侧眼睛	1分	0分	0分	
	洗鼻子—面颊	5分	依次擦洗鼻子—鼻翼—口唇周围—额头—面部—下巴—耳朵	5分	3分	2分	
洗头（10分）	折耳朵	3分	折耳朵方法正确，无水流入耳内	3分	2分	0分	
	清洗	5分	洗头方法正确	3分	2分	1分	
			冲洗干净	2分	1分	0分	
	擦干	2分	擦干头发，动作轻柔	2分	1分	0分	

续表

操作步骤		分值	技术要求	评分等级			得分
				A	B	C	
洗躯干（30分）	入盆	5分	取下大毛巾	1分	0分	0分	
			取下纸尿裤	1分	0分	0分	
			抱稳宝宝姿势正确	2分	1分	0分	
			入水动作正确轻柔	1分	0分	0分	
	洗胸腹部	13分	宝宝在盆内姿势稳妥安全	1分	0分	0分	
			浇少许水在胸部，让其适应水温	2分	1分	0分	
			清洗顺序为颈部—胸部—腹部—腋下—上肢—手—腹股沟—会阴—下肢	10分	8分	5分	
	洗背臀部	12分	换手让宝宝俯卧方法正确	3分	2分	1分	
			清洗顺序为后颈部—背部—臀部—下肢	4分	3分	2分	
			将宝宝回到仰卧方法正确	3分	2分	1分	
			再次清洗干净	2分	1分	0分	
洗净后（10分）	出盆	2分	将宝宝从水中抱出方法正确	2分	1分	0分	
	皮肤护理	6分	用大毛巾吸干水分	2分	1分	0分	
			检查宝宝全身皮肤情况	2分	1分	0分	
			涂抹润肤乳	2分	1分	0分	
	包包被	2分	穿衣裤（省略）包包被	2分	1分	0分	
整理（5分）	整理	2分	用物处理符合要求	2分	1分	0分	
	洗手	2分	洗手步骤、方法正确	2分	1分	0分	
	取口罩	1分	取口罩方法正确	1分	0分	0分	
综合评价（15分）	操作质量	15分	操作熟练、规范，动作轻柔	5分	2分	1分	
			态度和蔼，体现爱心	3分	2分	1分	
			婴儿安全、舒适	5分	2分	1分	
			按时完成	2分	0分	0分	
总分（100分）							

任务 2.5　为婴儿抚触

婴儿抚触是按照一定的顺序，轻轻地触摸宝宝肌肤，以促进血液循环，刺激感觉器官的发育，提高身体抵抗力，从而促进宝宝健康成长的一种科学育婴方法。沐浴后是为宝宝抚触的最佳时机。

一、用物准备

抚触台、包布、润肤油、干净纸尿裤。

二、操作步骤

表 2-9　为婴儿抚触

操作步骤		操作方法	语　言
报告			评委老师好 用物准备完毕，请求开始
准备	环境	关闭门窗，调节室温，播放音乐	关闭门窗，室温 26 ~ 28 ℃，播放音乐
	操作者	（1）束起头发 （2）修剪指甲 （3）脱去首饰 （4）洗手、戴口罩	束起头发 指甲已修剪 无饰品 洗手液，有效期内
抚触前	松开包被	松开包被，脱去衣服和尿布，将宝宝裸露放在操作台上	宝贝儿，我们要按摩了躺在柔软平坦的台子上
	涂抹润肤油	将润肤油倒在手心，揉搓双手至温暖	温暖双手
面部	眼	（1）双手放在宝宝头部两侧，用右手拇指外侧从左眼角推向右眉头，还原 （2）用左手拇指从右眼角推向左眉头，还原	来，给宝宝推推眉头
	额头 （图 2-10A）	（1）眉心—太阳穴：双手拇指指尖相对放眉心，其余四指放在头部两侧。拇指由眉心向两侧太阳穴滑动 （2）额头正中—大发际：双手拇指指尖相对放在额头正中，向两侧发际滑动 （3）发际中心点—小发际：双手拇指指尖相对放在前发际中心点，向两侧发际滑动	摸摸额头，宝宝真乖
	拉微笑肌	（1）拇指指尖相对，同时放在下颏中心点，从下颌正中央向两侧、向上滑动，至耳根，划出一个微笑状 （2）拇指指尖相对，同时放在承浆穴（面部颏唇沟正中凹陷处），同时向两侧推到耳根	来，宝宝，笑一个 笑得真乖

续表

操作步骤		操作方法	语　言
头部	按摩头部	（1）一手托住宝宝头颈部 （2）另一手五指并拢，成半握拳状，手掌面从前额发际向上、向后滑动，至后下发际，并停止于耳后乳突处，轻轻按压（左右交替）	来，给宝宝按摩头部！来，这边 按摩头部，避开囟门
	轮耳郭	四指在耳后，拇指在耳前，从耳尖捋到耳垂，拇指和中指轻轻揉捏耳垂（左右交替）	捏捏小耳朵！这边
胸部	胸部 （图2-10B）	（1）双手放在宝宝身体两侧肋骨下沿处，向上提腹部肌肉 （2）右手从宝宝左肋推向右肩井处，右手返回原处 （3）左手从宝宝右肋推向左肩井处，左手返回原处（左右手交替）	按摩胸部，避开乳头
腹部	腹部 （图2-10C）	双手顺时针在腹部交替抚触： （1）将右手放在宝宝腹部右下方，沿顺时针方向做圆弧形滑动，至左下腹 （2）左手紧跟右手从左腹部开始，在脐下划"V"字（一圈为一次）	按摩腹部，避开肚脐和膀胱 宝贝真乖！最喜欢你啦
上肢	手臂 （图2-10D）	（1）先捋：左手握住宝宝右手腕，右手从肩部捋到腕部（同法捋左臂） （2）再捏：左手握住宝宝右手腕，右手轻轻捏宝宝的肩关节，从肩关节滑向肘关节，轻轻捏肘关节，从肘关节滑向腕关节，再轻轻捏腕关节（同法捏左臂）	捋捋宝宝的手 捏捏宝宝的手
	手	（1）手心：双手托住宝宝腕部，两拇指放在宝宝掌根处，以麦穗状推到指尖 （2）手背：双手托住宝宝腕部，交替抚摸宝宝手背 （3）手指：用拇指、食指，自宝宝每个指根部轻轻抚触至指尖	推推宝宝手心 摸摸手背 捏捏宝宝的小手指，小手指真可爱
下肢	下肢 （图2-10E）	用抚触上肢的方法，依次抚触宝宝双下肢	捏捏宝宝的腿 推推脚心 摸摸脚背 捏捏脚指头
背部	开背 （图2-10F）	（1）将宝宝由仰卧位变为俯卧位，头偏向一侧 （2）以脊柱为中线，双手指腹并拢分别放于脊柱两侧，由中央向身体两侧滑动按摩，从上到下，沿颈椎—胸椎—腰椎依次进行	来，宝宝，我们翻过来，按摩背部了，把头偏过来，嗯，很好 给宝宝开开背

续表

操作步骤		操作方法	语 言
背部	捋脊柱	以中指为着陆点，其余四指作辅助，从颈椎捋到腰椎，轻轻按揉一下腰椎	捋捋脊柱
臀	臀部	用双手大鱼际肌放在宝宝臀部，轻揉	揉揉宝宝的小屁股
抚触后	抚触后	（1）将宝宝由俯卧位变为仰卧位，头放正 （2）穿好尿布、衣服	宝宝，按摩完了，翻回来了 宝宝今天表现真棒
整理		整理用物	整理用物
报告			报告评委，操作完毕

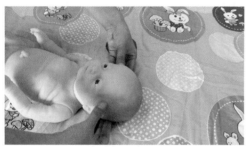

A. 额头   B. 胸部

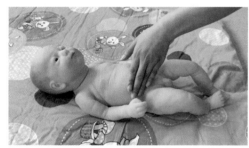 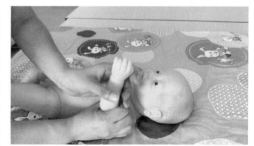

C. 腹部   D. 手臂

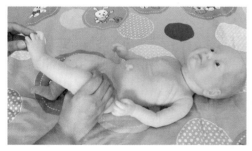 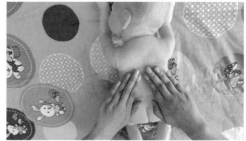

E. 下肢   F. 开背

图 2-10　抚触

三、注意事项

1.抚触应选择恰当的时间进行。宝宝不宜太饱或太饿，最好在沐浴后进行。

2.抚触的每个动作重复4遍，全部动作15分钟内完成。

3.开始时轻轻抚触，后逐渐增加力度，让宝宝慢慢适应。

4.根据宝宝需要，不要强迫宝宝保持固定姿势。如哭闹，先设法让其安静后方可继续，一旦哭闹厉害应立即停止抚触。

5.不要让宝宝眼睛接触润肤油。

四、评分标准

表 2-10　为婴儿抚触评分表

操作步骤		分值	技术要求	评分等级			得分
				A	B	C	
准备 （7分）	环境	2分	环境合适	2分	1分	0分	
	操作者	5分	着装规范	2分	1分	0分	
			洗手顺序、方法正确	2分	1分	0分	
			戴口罩方法正确	1分	0分	0分	
抚触前 （4分）	松开包被	2分	打开包被、脱去衣服方法正确	2分	1分	0分	
	涂抹润肤油	2分	润滑温暖双手方法正确	2分	1分	0分	
面部 （13分）	眼	2分	抚触顺序、方法、力度正确	2分	1分	0分	
	额头	5分	眉心—太阳穴	1分	0分	0分	
			额头正中—大发际	1分	0分	0分	
			发际中心点—小发际	1分	0分	0分	
			抚触顺序、方法、力度正确	2分	1分	0分	
	拉微笑肌	6分	下颏中心点至耳根	2分	1分	0分	
			承浆穴至耳根	2分	1分	0分	
			抚触顺序、方法、力度正确	2分	1分	0分	
头部 （8分）	按摩头部	4分	一手托住头颈部方法正确	2分	1分	0分	
			另一手抚触头部顺序、方法、力度正确	2分	1分	0分	
	轮耳郭	4分	轮耳郭顺序、方法、力度正确	4分	3分	1分	

续表

操作步骤		分值	技术要求	评分等级			得分
				A	B	C	
胸部 （8分）	胸部	8分	双手放在宝宝身体两侧部位、方法正确	2分	1分	0分	
			肋缘推向肩井处方法、力度正确	6分	4分	2分	
腹部 （8分）	腹部	8分	双手顺时针在腹部交替抚触，右手在宝宝腹部做圆弧形滑动，方法、顺序、力度合适	4分	3分	1分	
			左手在腹部划"V"字，方法、顺序、力度合适（双手顺时针在腹部交替抚触）	4分	3分	1分	
上肢 （8分）	手臂	4分	挼手臂方法、力度正确	2分	1分	0分	
			捏手臂方法、力度正确	2分	1分	0分	
	手	4分	抚触手心、手背、手指方法、力度正确	4分	3分	1分	
下肢 （8分）	腿	4分	挼腿方法、力度正确	2分	1分	0分	
			捏腿方法、力度正确	2分	1分	0分	
	脚	4分	抚触脚心、脚背、脚趾方法、力度正确	4分	3分	1分	
背部 （8分）	开背	5分	安置俯卧位正确	2分	1分	0分	
			开背方法、顺序、力度正确	3分	2分	1分	
	挼脊柱	3分	挼脊柱方法、顺序、力度正确	3分	2分	1分	
臀部 （3分）	臀部	3分	抚触臀部方法、力度正确	3分	2分	1分	
抚触后 （5分）	抚触后	5分	安置仰卧位正确	2分	1分	0分	
			穿尿布、衣服方法正确	3分	2分	1分	
整理 （5分）	整理	2分	用物处理符合要求	2分	1分	0分	
	洗手	2分	洗手步骤、方法正确	2分	1分	0分	
	取口罩	1分	取口罩方法正确	1分	0分	0分	
综合评价 （15分）	操作质量	15分	操作熟练、规范，动作轻柔	5分	2分	1分	
			态度和蔼，体现爱心	3分	2分	1分	
			婴儿安全、舒适	5分	2分	1分	
			按时完成	2分	0分	0分	
总分（100分）							

任务 2.6 为婴儿测量身长、体重、头围、胸围

体重指各器官、组织、体液的总重量，是反映小儿体格增长、营养状况的重要、敏感指标，也是临床计算药量、输液、热量的重要依据。

身高（长）指头顶到足底的全身长度，反映骨骼的发育情况，3 岁以下卧位测，称为身长。

头围指经眉弓上方、枕后结节绕头一周的长度，反映脑和颅骨的发育程度。

胸围指沿乳头下缘水平绕胸一周的长度，反映胸廓、胸背肌肉、皮下脂肪和肺的发育程度。

一、用物准备

根据测量项目准备物品，确定环境温度适宜、光线明亮。体重：婴儿电子秤、治疗巾；身长：婴儿量床；头围、胸围：软尺。

二、操作步骤

表 2-11 为婴儿测量身长、体重、头围、胸围

操作步骤		操作方法	语 言
报告			评委老师好 用物准备完毕，请求开始
准备	环境	评估环境	环境宽敞明亮，温湿度适宜
	用物	身长：婴儿量床；体重：婴儿电子秤、治疗巾；头围、胸围：软尺	备齐测身长、体重、头围、胸围用物
	操作者	（1）束起头发 （2）修剪指甲 （3）脱去首饰 （4）洗手、戴口罩	束起头发 指甲已修剪 无饰品 洗手液，有效期内
实施	身长 （图 2-11）	（1）操作者站于小儿右侧、助手站于小儿头侧；小儿为仰卧位 （2）为小儿脱下衣帽鞋，仰卧于量床底板中间 （3）助手固定体位：头顶贴头板，双耳在同一水平线、眼眶下缘与耳廓上缘连线与底板垂直 （4）操作者左手固定小儿膝部，使双下肢伸直紧贴足板。足板与量床两侧均垂直相交时两侧读数相等即为测量值，记录（读数精确到 0.1 cm）	宝贝，乖，我们来量一量高高

续表

操作步骤		操作方法	语言
实施	体重 （图2-12）	（1）小儿空腹排尿后或进食2小时后；脱鞋帽衣物（包括尿不湿） （2）操作者站于小儿右侧 （3）电子秤放置平稳，打开开关 （4）垫上治疗巾，清零 （5）将婴儿轻轻放在电子秤上，适当防护，避免剧烈哭闹，安静状态下读数，记录（精确到0.01 kg） （6）给婴儿穿衣物	宝贝，我们来称一称体重，看看我们宝贝多重了呀
	头围 （图2-13）	（1）操作者站于小儿右侧、小儿为仰卧位或坐位 （2）操作者左手拇指将软尺始端（0点）固定于小儿右侧眉弓上缘处，左手中、食指固定软尺于枕骨粗隆，手掌稳定儿童头部，右手将软尺紧贴头皮（避开发辫）经左侧眉弓上缘回至0点处即为最大径头围读数 （3）记录（精确到0.1 cm） （4）要点：软尺双侧对称，轻贴头皮	宝贝，别动，我们看看宝贝头长多大了呀
	胸围 （图2-14）	（1）操作者站于小儿右侧、小儿为仰卧位（双上肢自然平放）或坐位（双上肢自然下垂） （2）操作者左手拇指固定软尺零点于右侧乳头下缘，右手将软尺紧贴胸部，绕经背部，沿双侧两肩胛骨下角，经左侧乳头下缘回至0点 （3）读数及记录：平静呼吸时读数，或取吸气、呼气时读数的平均值为胸围测量值（精确到0.1 cm） （4）要点：软尺双侧对称，轻贴皮肤	宝贝，真乖，坚持一下，我们最后还来量一量，看看肺发育怎么样？
整理		（1）整理用物 （2）洗手 （3）取口罩	整理用物，将测量用具归位备用
报告			报告评委，操作完毕

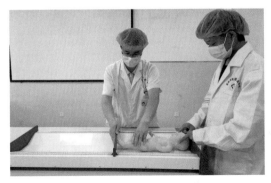

图 2-11　身长测量

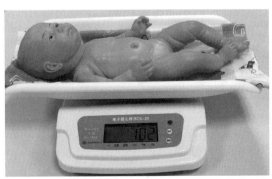

图 2-12　体重测量

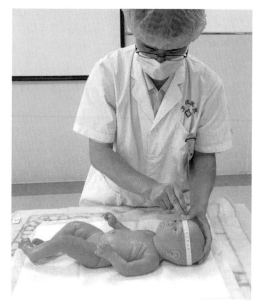

图 2-13 头围测量

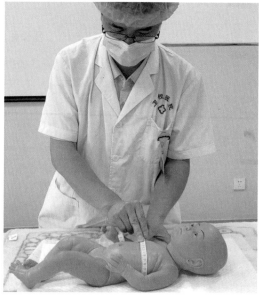

图 2-14 胸围测量

三、注意事项

1.身长测量法

（1）测量时需注意安全。在同一时间、同一测量器上测量。

（2）婴儿好动，测量时动作应轻且快。

（3）卧位测量需小儿保持正确平躺姿势。

（4）读数时视线应平视刻度值准确读数，精确至小数点后一位。

2.体重测量法

（1）测量前须校正电子秤，每次测量应在同一时间进行，以晨起空腹排尿排便或进食后 2 小时为佳。

（2）测量时应注意安全，保持小儿安静状态，对于病重、不合作小儿，由成人抱着一起测量后减去成人重量，得到小儿真实体重。

（3）对不能脱去衣物、尿布及包裹的小儿，需减去衣物、尿布及包裹等重量，得到小儿真实体重。

（4）测量读数时双眼平视刻度盘直接读数，注意其准确性。

3.头围测量法

（1）操作过程动作轻柔、舒适、准确。

（2）软尺需经过双侧眉弓上缘及枕骨粗隆并紧贴头皮绕头一周。

4.胸围测量法

（1）脱去小儿外衣应注意保暖、遮挡，保护小儿隐私。

（2）测量时软尺必须经过前胸两侧乳头下缘及背部两肩胛骨下缘，并紧贴皮肤。

四、评分标准

表 2-12 为婴儿测量身长、体重、头围、胸围的评分表

操作步骤		分值	技术要求	评分等级			得分
				A	B	C	
	环境	2分	环境合适	2分	1分	0分	
准备 （9分）	用物	2分	物品齐全，放置合理	2分	1分	0分	
	操作者	5分	着装规范	2分	1分	0分	
			洗手顺序、方法正确	2分	1分	0分	
			戴口罩方法正确	1分	0分	0分	
实施 （69分）	身长 （20分）		体位	4分	小儿及操作者体位正确	4分	2分	1分	
		为小儿脱下衣帽鞋，仰卧于量床底板中间	5分	要求小儿平躺于量床底板中间	5分	3分	1分	
		助手固定体位：头顶贴头板，双耳在同一水平线，眼眶下缘与耳廓上缘连线与底板垂直	6分	动作娴熟	6分	4分	2分	
		操作者左手固定小儿膝部使双下肢伸直紧贴足板。足板与量床两侧均垂直相交时两侧读数相等即为测量值，记录（读数精确到 0.1 cm）	5分	动作轻快，读数准确	5分	3分	2分	
	体重 （20分）	小儿空腹排尿后或进食 2 小时；脱鞋帽衣物（包括尿不湿）	2分	叙述准确	2分	1分	0分	
		操作者站于患儿右侧	2分	体位准确	2分	1分	0分	
		电子秤放置平稳，打开开关	4分	会正确使用电子秤	4分	2分	1分	
		垫上治疗巾，清零	3分	操作娴熟	3分	2分	1分	
		将婴儿轻轻放在电子秤上，适当防护，避免剧烈哭闹，安静状态下读数，记录（精确到 0.01 kg）	7分	操作者动作轻柔，安慰小儿，读数准确	7分	4分	2分	
		给婴儿穿衣物	2分	动作轻快	2分	1分	0分	

续表

操作步骤			分值	技术要求	评分等级			得分
					A	B	C	
实施 （69分）	头围 （15分）	体位	2分	小儿及操作者体位正确	2分	1分	0分	
		固定起点、终点，绕头一周	7分	操作熟练	7分	5分	2分	
		记录（精确到0.1 cm）	3分	记录准确	3分	1分	0分	
		要点：软尺双侧对称，轻贴头皮	3分	有叙述	3分	2分	0分	
	胸围 （14分）	体位	3分	小儿及操作者体位正确	3分	2分	0分	
		固定起点、终点，绕胸一周	5分	操作熟练	5分	3分	2分	
		读数及记录	3分	读数及记录正确	3分	2分	0分	
		要点：软尺双侧对称、轻贴皮肤	3分	有叙述	3分	2分	0分	
整理 （5分）		整理	2分	用物处理符合要求	2分	1分	0分	
		洗手	2分	洗手步骤、方法正确	2分	1分	0分	
		取口罩	1分	取口罩方法正确	1分	0分	0分	
综合评价 （17分）		操作质量	17分	操作熟练、规范，动作轻柔	5分	2分	1分	
				态度和蔼，体现爱心	5分	2分	1分	
				婴儿安全、舒适	5分	2分	1分	
				按时完成	2分	0分	0分	
总分（100分）								

任务 2.7　为患病婴儿喂药、滴药

婴儿时期由于肝解毒、肾排泄功能不足，对药物的毒性作用、副作用较敏感，所以婴儿时期用药在药物选择、剂量、给药途径及间隔时间等方面均需综合考虑，避免引起毒副作用。

一、用物准备

婴儿模型、勺子、滴管、杯子、温水、药物。

二、操作步骤

表 2-13　为患病婴儿喂药、滴药

操作步骤			操作方法	语　言
报告				评委老师好 用物准备完毕，请求开始
准备	环境		关闭门窗，调节室温	门窗已关闭，温湿度适宜
	用物		清洗消毒喂药用具，摆放至台面备用	
	操作者		修剪指甲、脱去首饰、洗手	指甲已修剪，无饰品 洗手液，有效期内
实施	喂药		面带微笑，将婴儿抱起，使其仰卧在自己的前臂上	宝宝乖，我来抱抱
		勺	（1）将药溶在少量水中 （2）将盛有药液的小勺伸入婴儿口中 （3）用勺底压住舌面，待其咽下药液再撤出勺子 （4）喂少量温水	宝贝，别哭，吃点药药就好了
		滴管	（1）将药液吸到滴管中 （2）把滴管插入婴儿口中 （3）轻轻挤压橡皮囊后取出 （4）吸少量温水送入口中冲服	宝贝，我们吃点药就好了
	滴药	滴眼液	（1）让婴儿仰卧，轻轻拉开婴儿的下眼睑 （2）让药液滴落到眼球与眼睑之间 （3）慢慢将眼睑闭合	宝宝真乖，别动哈，我们在眼睛里滴点药就好了
		滴鼻液	（1）让婴儿平躺，使其头部略向后倾 （2）把药液轻轻滴入鼻内	宝宝真乖，我们在鼻子里滴点药就好了
		滴耳液	（1）让婴儿侧卧，头偏向一侧 （2）将药液轻轻滴入耳内	宝宝真乖，我们在耳朵里滴点药就不疼了

续表

操作步骤	操作方法	语　言
整理	（1）药物放置在婴儿触碰不到的地方 （2）喂药用具清洗、消毒	整理用物，备用
报告		报告评委，操作完毕

三、注意事项

1. 严格按照医嘱给药，严格核实剂量、次数、给药方式。

2. 任何药物不得混合或者和食物混合喂服。

3. 遇到婴儿将药物吐出，应立即清除呕吐物，安抚其情绪后酌情补服。

四、评分标准

表 2-14　为患病婴儿喂药、滴药评分表

操作步骤		分值	技术要求	评分等级			得分
				A	B	C	
准备 （11分）	环境	2分	环境合适	2分	1分	0分	
	用物	2分	物品齐全，放置合理	2分	1分	0分	
	操作者	5分	着装规范	2分	1分	0分	
			洗手顺序、方法正确	2分	1分	0分	
			戴口罩方法正确	1分	0分	0分	
	婴儿	2分	观察病情，评估全身情况	2分	1分	0分	
实施 （67分）	喂药 （43分）	体位	13分	面带微笑，将婴儿抱起，使其仰卧在自己的前臂上态度和蔼，体位正确	13分	8分	3分	
		用勺喂药	20分	方法正确，动作熟练	20分	15分	8分	
		用滴管喂药	10分	方法正确，动作熟练	10分	6分	4分	
	滴药 （24分）	滴滴眼液	8分	方法正确，动作熟练	8分	6分	2分	
		滴滴鼻液	8分	方法正确，动作熟练	8分	6分	2分	
		滴滴耳液	8分	方法正确，动作熟练	8分	6分	2分	

操作步骤		分值	技术要求	评分等级			得分
				A	B	C	
整理 （5分）	整理	2分	用物处理符合要求	2分	1分	0分	
	洗手	2分	洗手步骤、方法正确	2分	1分	0分	
	取口罩	1分	取口罩方法正确	1分	0分	0分	
综合评价 （17分）	操作质量	17分	操作熟练、规范，动作轻柔	5分	2分	1分	
			态度和蔼，体现爱心	5分	2分	1分	
			婴儿安全、舒适	5分	2分	1分	
			按时完成	2分	0分	0分	
总分（100分）							

任务2.8 婴儿溢奶处理

婴儿以卧位为主，胃处于横位，哺乳后婴儿一活动，乳汁容易从胃中反流到食管、口腔，造成溢奶。

一、用物准备

婴儿模型，毛巾，确定环境温度适宜、光线明亮。

二、操作步骤

表2-15 婴儿溢奶处理

操作步骤		操作方法	语言
报告			评委老师好 用物准备完毕，请求开始
准备	环境	评估环境	环境宽敞明亮，温湿度适宜
	用物	婴儿模型，毛巾	备齐婴儿模型，毛巾用物
	操作者	（1）束起头发 （2）修剪指甲 （3）脱去首饰 （4）洗手、戴口罩	束起头发 指甲已修剪 无饰品 洗手液，有效期内

续表

操作步骤		操作方法	语 言
实施	溢奶时的处理	（1）如婴儿仰卧，溢奶时可先将其侧过身，让溢出的乳汁流出来，以免呛入气管 （2）如婴儿嘴角或鼻腔有乳汁流出，首先用干净的毛巾把溢出的乳汁擦拭干净，然后把婴儿轻轻抱起，按拍嗝时的体位轻拍其背部，待婴儿安静下来（或睡熟）再放下	宝贝，乖，我们侧起睡，把吐出来的奶擦一擦
	溢奶后的处理	将擦拭过乳汁的毛巾及被溢奶弄湿的婴儿衣服、小被褥等清洗以后，晾干备用	宝贝，来，我们把衣服换一下，穿干净漂亮的衣服
整理		（1）整理用物 （2）洗手 （3）取口罩	整理用物
报告			报告评委，操作完毕

三、注意事项

1. 溢奶后一定要及时清理干净口、鼻中溢出的乳汁，以防吸入气管。

2. 哺乳前尽量避免婴儿大哭，大哭时空气进入胃内更容易引起溢奶，故应先让婴儿安静下来再哺乳。

3. 人工喂养或混合喂养的婴儿因需用奶瓶吸乳，进气更多，比纯母乳喂养的婴儿更易溢奶，因此应在喂完奶后多拍一会儿，尽量使吸入胃内的气体排出。

四、评分标准

表 2-16　婴儿溢奶的处理评分表

操作步骤			分值	技术要求	评分等级			得分
					A	B	C	
准备 （9分）		环境	2分	环境合适	2分	1分	0分	
		用物	2分	物品齐全，放置合理	2分	1分	0分	
		操作者	5分	着装规范	2分	1分	0分	
				洗手顺序、方法正确	2分	1分	0分	
				戴口罩方法正确	1分	0分	0分	
实施 （69分）	溢奶时的处理	体位	27分	摆放体位正确	27分	20分	10分	
		乳汁擦拭及拍嗝	27分	操作熟练、规范	27分	20分	10分	
	溢奶后的处理	换洗衣物	15分	操作熟练，动作轻柔	15分	8分	6分	

续表

操作步骤		分值	技术要求	评分等级			得分
				A	B	C	
整理 （5分）	整理	2分	用物处理符合要求	2分	1分	0分	
	洗手	2分	洗手步骤、方法正确	2分	1分	0分	
	取口罩	1分	取口罩方法正确	1分	0分	0分	
综合评价 （17分）	操作质量	17分	操作熟练、规范，动作轻柔	5分	2分	1分	
			态度和蔼，体现爱心	5分	2分	1分	
			婴儿安全、舒适	5分	2分	1分	
			按时完成	2分	0分	0分	
总分（100分）							

任务2.9　婴儿臀红处理

臀红是婴儿臀部皮肤长期受尿液、粪便以及漂洗不净的湿尿布刺激、摩擦或用塑料膜、橡皮布引起的局部湿热，导致皮肤潮红、溃破，甚至糜烂及表皮剥脱，故又称尿布皮炎。

臀红多发生于外生殖器、会阴及臀部。病损可轻可重，易继发感染。临床根据皮肤受损的程度，分为轻度和重度。轻度表现为表皮潮红（图2-15）。重度分为三度：重Ⅰ度表现为局部皮肤潮红，伴有皮疹；重Ⅱ度除以上表现外，并有皮肤溃破、脱皮；重Ⅲ度为局部大片糜烂或表皮剥脱（图2-16），有时可继发细菌或真菌感染。

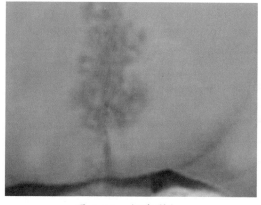

图2-15　轻度臀红

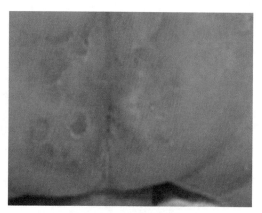

图2-16　重Ⅲ度臀红

一、用物准备

1.预防性护理：准备好婴儿模型、小盆、毛巾、纸尿裤、温水、湿纸巾、洗手液、沐浴液、污物筐、垃圾桶、护臀霜等用物。

2.治疗性护理：清洁尿布、小毛巾、棉签、弯盘、尿布桶、红外线灯或鹅颈灯、0.02%高锰酸钾溶液、紫草油、3%～5%鞣酸软膏、氧化锌软膏、鱼肝油软膏、1%龙胆紫溶液、硝酸咪唑霜。

二、操作步骤

表2-17　婴儿臀红处理

操作步骤		操作方法	语　言
报告			评委老师好 用物准备完毕，请求开始
准备	环境	关闭门窗，调节室温	关闭门窗，温湿度适宜，适合沐浴
	操作者	修剪指甲、脱去首饰、洗手	指甲已修剪，无饰品 洗手液，有效期内
	测水温	（1）水温计 （2）手	水温38℃ 水温合适
预防性护理		（1）给婴儿洗澡，水温38～40℃适宜 （2）给予基础护理，用护臀霜均匀涂皮肤皱褶处及臀部 （3）大便后先用湿纸巾轻轻将臀部的粪便擦拭干净 （4）如果大便较多，可用清洁的温水清洗干净。女婴洗臀部时应用水由前向后淋着洗，以免污水逆行进入尿道，引起感染 （5）在婴儿的会阴区、腹股沟区、后臀区涂擦护臀霜，男婴的阴茎下及阴囊下部也要涂抹均匀 （6）使用棉质、透气性能好、吸水性强的纸尿裤，每2小时更换1次。纸尿裤边缘整理平展，松紧适宜	宝贝儿，我们来洗澡澡了 嗯，宝贝儿真乖 看看小屁股，涂点药会很舒服的
治疗性护理		（1）备齐用物，按操作顺序将用物放于治疗车上，推至患儿床旁，降下床栏 （2）清洗臀部，轻轻打开患儿下半身被褥，解开污湿尿布，若有粪便，轻轻擦拭干净后，用温水清洁臀部，用毛巾轻轻吸干水分 （3）暴露或灯光照射臀部，将清洁尿布垫于臀下，在适宜的室温和气温下，让患处皮肤暴露于空气或阳光下10～20分钟 （4）臀红严重者可用25～40W红外线灯或鹅颈灯照射10～15分钟，灯泡距患处30～40cm （5）用涂有油类或药膏的棉签在皮肤上轻轻均匀涂药，用后棉签放在弯盘内	来，宝贝儿，我们看看小屁股痛不痛，涂涂药，用灯照一照就不疼了

续表

操作步骤	操作方法	语　言
整理	整理用物，盖好被子	整理用物
报告		报告评委，操作完毕

三、注意事项

1. 大多数臀红是由于大便次数增多导致的，找到其病因，对症处理。

2. 尿布需用浅色、柔软、吸水性好的棉布，要冲洗干净、阳光下暴晒。

3. 臀部皮肤糜烂或破溃时禁用肥皂水清洗，清洗时用手蘸水冲洗，避免用毛巾擦洗。

4. 暴露时注意保暖，一般每日2～3次；照射时护士应守护患儿，避免烫伤，一般每日2次。

5. 轻度臀红涂紫草油或鞣酸软膏；重Ⅰ、Ⅱ度涂鱼肝油软膏及1%龙胆紫；重Ⅲ度涂鱼肝油软膏，每日3～4次。继发细菌感染或真菌感染时，可用0.02%高锰酸钾溶液冲洗、吸干，然后涂1%～2%龙胆紫或硝酸咪唑霜，每日2次，用至局部感染控制。

6. 涂药时应使棉签在皮肤上轻轻滚动，不可上下涂刷，以免加剧疼痛和脱皮。

7. 保持臀部清洁干燥，重度臀红者所用尿布应煮沸、消毒液浸泡或阳光下暴晒。

四、评分标准

表2-18　婴儿臀红的处理评分表

操作步骤			分值	技术要求	评分等级			得分
					A	B	C	
准备 （11分）		环境	2分	环境合适	2分	1分	0分	
		用物	2分	物品齐全，放置合理	2分	1分	0分	
		操作者	5分	着装规范	2分	1分	0分	
				洗手顺序、方法正确	2分	1分	0分	
				戴口罩方法正确	1分	0分	0分	
		婴儿	2分	观察臀部皮肤，评估身体状况	2分	1分	0分	
实施 （67分）	预防性护理 （32分）	常规洗澡	2分	动作娴熟	2分	1分	0分	
		基础护理，涂护臀霜	5分	操作熟练，动作轻柔	5分	3分	2分	
		大便后正确护理	5分	操作熟练，动作轻柔	5分	3分	2分	

续表

操作步骤			分值	技术要求	评分等级			得分
					A	B	C	
实施 （67分）	预防性 护理 （32分）	大便较多时，用温水清洗，女婴应用水由前向后淋着洗臀部	10分	方法正确，操作熟练	10分	6分	4分	
		正确涂擦护臀霜	5分	方法正确，操作熟练	5分	3分	2分	
		正确使用纸尿裤	5分	方法正确，操作熟练	5分	3分	2分	
	治疗性 护理 （35分）	床旁备齐用物	5分	用物齐全，干净整洁	5分	3分	2分	
		正确换尿布，处理粪便，清洁臀部	5分	顺序正确，操作熟练	5分	3分	2分	
		暴露或灯光照射臀部10~20分钟	5分	方法正确，操作熟练	5分	3分	2分	
		臀红严重者可用25~40W红外线灯或鹅颈灯照射10~15分钟，灯泡距患处30~40 cm	15分	方法正确，操作熟练	15分	10分	5分	
		正确涂药	5分	操作熟练，动作轻柔	5分	3分	2分	
整理 （5分）		整理	2分	用物处理符合要求	2分	1分	0分	
		洗手	2分	洗手步骤、方法正确	2分	1分	0分	
		取口罩	1分	取口罩方法正确	1分	0分	0分	
综合评价 （17分）		操作质量	17分	操作熟练、规范，动作轻柔	5分	2分	1分	
				态度和蔼，体现爱心	5分	2分	1分	
				婴儿安全、舒适	5分	2分	1分	
				按时完成	2分	0分	0分	
总分（100分）								

任务 2.10 婴儿脐炎护理

新生儿脐炎是指脐残端的细菌性感染。

一、用物准备

婴儿模型、消毒棉签、75% 药用酒精、小毛巾、纸尿裤。

二、操作步骤

表 2-19 婴儿脐炎护理

操作步骤		操作方法	语言
报告			评委老师好 用物准备完毕，请求开始
准备	环境	评估环境	环境宽敞明亮，温湿度适宜
	操作者	（1）束起头发 （2）修剪指甲 （3）脱去首饰 （4）洗手、戴口罩	束起头发 指甲已修剪 无饰品 洗手液，有效期内
	婴儿	仰卧位	保持婴儿仰卧位体位
实施	脐带脱落之前	（1）先用干净的医用棉签蘸碘伏或 75% 的医用酒精擦拭脐部表面，将脐痂软化 （2）一只手的拇指和食指分开脐部，另一只手换一支干净的医用棉签蘸碘伏或 75% 医用酒精，深入到婴儿脐窝深处（根部）擦一圈，再换一支干净的医用棉签擦一圈，直到脐部 （3）用干净的医用棉签深入到脐窝深处擦一圈，吸走渗液，再用蘸上碘伏或 75% 医用酒精的医用棉签深入脐窝根部进行消毒，直到脐部没有任何分泌物为止 （4）方法与吸取渗液一样，在根部消毒时可以将棉签多压一会儿	宝贝儿，我们来给肚肚消毒 嗯，宝贝儿真乖
	脐带脱落之后	（1）脐部干燥：按照脐痂脱落前的干燥消毒方法继续消毒 2 ~ 3 天 （2）脐部渗液：脐痂脱落之后可以继续消毒，一直消毒到没有渗液，再消毒 3 天 （3）脐部渗血：脐痂脱落后仍有渗血，可以敷一点云南白药，消毒，直至没有渗血，再消毒 2 ~ 3 天	宝贝儿，来，我们处理一下肚肚就会好的
整理		（1）清洁整理所用物品 （2）洗手 （3）取口罩	整理用物
报告			报告评委，操作完毕

三、注意事项

1.脐部护理时，应严密观察脐带有无红肿、特殊气味及脓性分泌物，发现异常及时报告医师。

2.脐窝渗血时，擦拭不可用力过大，如用力过大会导致愈合不好，把血痂清理掉即可；脐带一般 3 ~ 7 天脱落，脐带未脱落前，勿强行剥落，结扎线如有脱落应重新结扎。

3.脐带应每日护理 1 次，直至脱落。

4.新生儿使用尿布时，注意勿让其超越脐部，以免尿粪污染脐部。脐带一旦被水浸湿或被尿液污染，立即用干棉球擦干，然后用碘酊及乙醇棉签消毒。

5.如发现脐部有渗液也有可能是发生了脐尿管瘘，需要到医院做 B 超检查，做出结论。

四、评分标准

表 2-20　婴儿脐炎护理评分表

操作步骤		分值	技术要求	评分等级			得分
				A	B	C	
准备 （11分）	环境	2分	环境合适	2分	1分	0分	
	用物	2分	物品齐全，放置合理	2分	1分	0分	
	操作者	5分	着装规范	2分	1分	0分	
			洗手顺序、方法正确	2分	1分	0分	
			戴口罩方法正确	1分	0分	0分	
	婴儿	2分	仰卧位	2分	1分	0分	
实施 （67分）	脐带脱落 之前 （42分）	脐部干燥消毒	15分	方法正确	15分	10分	5分	
		脐部渗液的处理	17分	动作娴熟	17分	10分	7分	
		脐部渗血的处理	10分	方法正确，动作娴熟	10分	6分	4分	
	脐带脱落 之后 （25分）	脐部干燥	5分	动作娴熟	5分	3分	2分	
		脐部渗液的消毒	10分	方法正确，动作娴熟	10分	6分	4分	
		脐部渗血的处理	10分	动作娴熟	10分	6分	4分	
整理 （5分）	整理	2分	用物处理符合要求	2分	1分	0分	
	洗手	2分	洗手步骤、方法正确	2分	1分	0分	
	取口罩	1分	取口罩方法正确	1分	0分	0分	

续表

操作步骤		分值	技术要求	评分等级			得分
				A	B	C	
综合评价 （17分）	操作质量	17分	操作熟练、规范，动作轻柔	5分	2分	1分	
			态度和蔼，体现爱心	5分	2分	1分	
			婴儿安全、舒适	5分	2分	1分	
			按时完成	2分	0分	0分	
总分（100分）							

任务 2.11　婴儿鼻出血处理

婴儿鼻出血指婴儿鼻腔单侧或双侧流血，可发生于鼻腔前部或后部，多是由各种局部及全身因素导致的，一般局部因素为主，鼻腔部位的炎症以及外力损伤较为常见。

一、用物准备

婴儿模型、无菌棉球、小盆、毛巾。

二、操作步骤

表 2-21　婴儿鼻出血处理

操作步骤		操作方法	语　言
报告			评委老师好 用物准备完毕，请求开始
准备	环境	关闭门窗，调节室温	关闭门窗，温湿度适宜
	操作者	修剪指甲、脱去首饰、洗手	指甲已修剪，无饰品 洗手液，有效期内
实施	安慰婴儿	（1）将婴儿抱入怀中进行安慰，鼓励婴儿不要害怕 （2）切忌让婴儿仰卧或抬头，否则会使鼻血流向咽部，血量多时还可能引发窒息	宝贝，乖，不哭了
	止血	（1）将婴儿的头向前微低 （2）用无菌棉球堵塞鼻孔或用拇指和食指捏住两侧鼻翼 5～10 分钟	来，我们处理一下就好啦

续表

操作步骤		操作方法	语 言
实施	冷敷	用冷湿毛巾敷在婴儿额头和鼻周，帮助止血	
	送医院	（1）如采用常规方法仍不能止血，应建议家长急诊就医 （2）如婴儿经常鼻出血、面色苍白，也应建议家长就医检查，以找出病因，及时治疗	宝宝，我们上医院看看就会好的
整理		整理用物	整理用物
报告			报告评委，操作完毕

三、注意事项

1. 患儿鼻出血时不要仰头，因为血可从咽后壁流入食道和胃，掩盖鼻出血的真实情况，患儿应采取坐位，可稍低头，以防血液经后鼻孔流入口腔后误吸发生呕吐，甚至窒息。

2. 指导患儿把流进口腔里的血液尽量吐出，以免咽下血液后刺激胃肠道，导致恶心、呕吐或误吸入呼吸道，引起窒息。

3. 鼻出血止住后，不要急于清理鼻孔内的血凝块，并且让患儿尽量避免打喷嚏和用力揉鼻子，以防再次出血。

4. 因头部外伤引起的鼻出血及耳出血，禁止压迫及填塞止血，禁止冲洗，避免逆行感染，要尽早就医。

四、评分标准

表 2-22　婴儿鼻出血处理评分表

操作步骤		分值	技术要求	评分等级			得分
				A	B	C	
准备 （11分）	环境	2分	环境合适	2分	1分	0分	
	用物	2分	物品齐全，放置合理	2分	1分	0分	
	操作者	5分	着装规范	2分	1分	0分	
			洗手顺序、方法正确	2分	1分	0分	
			戴口罩方法正确	1分	0分	0分	
	婴儿	2分	处理大小便	2分	1分	0分	
实施 （67分）	安慰婴儿	17分	体位正确，体现爱心	17分	10分	5分	
	止血	20分	方法正确，动作娴熟	20分	10分	5分	
	冷敷	20分	方法正确，动作娴熟	20分	10分	5分	
	送医院	10分	体现急救意识	10分	6分	4分	

操作步骤		分值	技术要求	评分等级			得分
				A	B	C	
整理 （5分）	整理	2分	用物处理符合要求	2分	1分	0分	
	洗手	2分	洗手步骤、方法正确	2分	1分	0分	
	取口罩	1分	取口罩方法正确	1分	0分	0分	
综合评价 （17分）	操作质量	17分	操作熟练、规范，动作轻柔	5分	2分	1分	
			态度和蔼，体现爱心	5分	2分	1分	
			婴儿安全、舒适	5分	2分	1分	
			按时完成	2分	0分	0分	
总分（100分）							

任务 2.12　婴儿烫伤紧急处理

婴儿皮肤娇嫩，发生烫伤容易出现感染，易形成瘢痕或残疾。一旦出现烫伤，应紧急正确处理。

一、用物准备

婴儿模型、流动自来水、剪刀、烫伤膏、无菌纱布、干净衣服。

二、操作步骤

表 2-23　婴儿烫伤紧急处理

操作步骤		操作方法	语　言
报告			评委老师好 用物准备完毕，请求开始
准备	环境	关闭门窗，调节室温	关闭门窗，温湿度适宜
	操作者	修剪指甲、脱去首饰、洗手	指甲已修剪，无饰品 洗手液，有效期内
实施	除去热源	立即将湿衣服脱去或剪破	宝贝，乖，不哭了，不穿这个衣服了
	凉水冲洗	尽快将婴儿的烫伤部位用凉水冲洗 10 ~ 20 分钟，使烫伤部位尽快降温	冲冲凉就不疼了

续表

操作步骤		操作方法	语　言
实施	涂烫伤膏	轻度烫伤时经降温处理后，局部仅出现红斑，说明情况不太严重，涂一些常用的烫伤膏即可	我们涂点药就会好的
	必要时送医院	烫伤严重，出现水泡或破皮，降温后用无菌纱布覆盖，为婴儿换上干净衣服，立即送医院治疗	
整理		整理用物	整理用物
报告			报告评委，操作完毕

三、注意事项

1.烫伤时不要惊慌，避免生硬粗暴地给孩子脱衣服。

2.禁止使用冰水对烫伤处进行冲洗或浸泡。

3.不要乱涂碱面、牙膏、黄酱、肥皂等。

4.烫伤处有水泡，禁止将水泡挑破，以免感染。

四、评分标准

表 2-24　婴儿烫伤紧急处理评分表

操作步骤		分值	技术要求	评分等级			得分
				A	B	C	
准备（11分）	环境	2分	环境合适	2分	1分	0分	
	用物	2分	物品齐全，放置合理	2分	1分	0分	
	操作者	5分	着装规范	2分	1分	0分	
			洗手顺序、方法正确	2分	1分	0分	
			戴口罩方法正确	1分	0分	0分	
	婴儿	2分	观察烫伤部位及评估身体状况	2分	1分	0分	
实施（67分）	除去热源	15分	动作熟练	15分	10分	5分	
	凉水冲洗	27分	方法正确	27分	15分	10分	
	涂烫伤膏	15分	涂药方法正确，避免引起疼痛	15分	10分	5分	
	必要时送医院	10分	体现急救意识	10分	5分	0分	
整理（5分）	整理	2分	用物处理符合要求	2分	1分	0分	
	洗手	2分	洗手步骤、方法正确	2分	1分	0分	
	取口罩	1分	取口罩方法正确	1分	0分	0分	

续表

操作步骤	分值	技术要求	评分等级			得分
			A	B	C	
综合评价（17分）	操作质量 17分	操作熟练、规范，动作轻柔	5分	2分	1分	
		态度和蔼，体现爱心	5分	2分	1分	
		避免婴儿二次伤害	5分	2分	1分	
		按时完成	2分	0分	0分	
总分（100分）						

任务 2.13　婴儿鼻腔、气管异物紧急处理

婴儿鼻腔异物指婴儿将花生米、豆子、纽扣等小物件塞进鼻孔内，引起打喷嚏、鼻塞，异物长时间留置在鼻腔会产生血性有臭味的脓鼻涕现象。一些体积小的物品通过婴儿鼻孔和口腔误入气管，婴儿可出现剧烈咳嗽、呼吸困难，甚至窒息死亡。

一、用物准备

婴儿模型、无菌棉球。

二、操作步骤

表 2-25　婴儿鼻腔、气管异物紧急处理

操作步骤		操作方法	语　言
报告			评委老师好 用物准备完毕，请求开始
准备	环境	关闭门窗，调节室温	关闭门窗，温湿度适宜
	操作者	修剪指甲、脱去首饰、洗手	指甲已修剪，无饰品 洗手液，有效期内
实施	排除鼻腔异物	（1）将婴儿一侧鼻孔压紧，让婴儿闭口，另一侧鼻孔用力出气，将异物擤出 （2）用棉花或纸巾捻刺激鼻黏膜，使婴儿打喷嚏，将异物喷出	宝贝儿，闭上嘴巴，用力出气

续表

操作步骤		操作方法	语　言
实施	排除气管异物	1.呼救：呼叫周围人帮助，拨打"120"急救电话 2.背部拍击法（图2-17）： （1）婴儿出现异物入侵时，成人坐于凳子上，双脚呈90°，左脚往前半步，使双膝呈高低状 （2）一手呈"八"字状扶住婴儿下颌，手掌小鱼际接触婴儿前胸，保持婴儿气道通畅，将婴儿放于双腿上。婴儿前胸部紧贴成人的膝部，头部略低 （3）成人以适当力量用掌根拍击婴儿两肩胛骨中间的脊柱部位。一般拍击4～5次异物可被咳出 3.腹部手指冲击法（图2-18）： （1）如未见异物咳出，可将婴儿翻过身来 （2）用食指、中指放于上腹部（脐部上2指），向内向上推压5次 4.两种动作可反复进行，直至异物咳出 5.异物排除后，安抚婴儿使其躺好休息	快来人！拨打120，紧急抢救 宝贝儿，来，给你拍拍背，咳出来就好了 一手呈"八"字状扶住婴儿下颌，让其俯卧，头部略低 拍击部位，两肩胛骨中间，拍击频率每秒1次（1001 1002 1003 1004 1005） 未见异物排出。来，我们压压肚子 挤压部位脐上2横指（1001 1002 1003 1004 1005） 异物排出，取出异物 宝宝咳嗽停止、面色转红、呼吸平稳
整理		将呕吐异物清理干净	整理用物
报告			报告评委，操作完毕

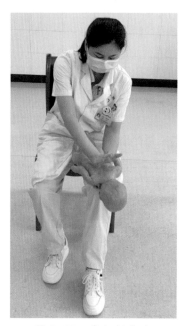
图2-17　背部拍击法

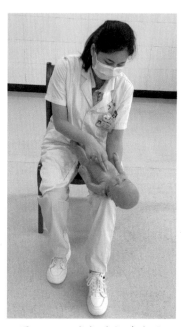
图2-18　腹部手指冲击法

三、注意事项

1. 背部拍击法和腹部手指冲击法适合于婴儿和较小的幼儿。

2. 不要用手伸入口中去取异物。

3. 手法着力点正确，用力适度。

4. 及时拨打 120 急救电话，无论异物是否排除都要送医院。

四、评分标准

表 2-26 婴儿鼻腔、气管异物紧急处理评分表

操作步骤			分值	技术要求	评分等级			得分
					A	B	C	
准备 （11分）		环境	2分	环境合适	2分	1分	0分	
		用物	2分	物品齐全，放置合理	2分	1分	0分	
		操作者	5分	着装规范	2分	1分	0分	
				洗手顺序、方法正确	2分	1分	0分	
				戴口罩方法正确	1分	0分	0分	
		婴儿	2分	处理大小便	2分	1分	0分	
实施	鼻腔异物 （25分）	压紧一侧鼻孔，闭口，另一侧鼻孔用力出气，将异物擤出	13分	方法正确	13分	8分	3分	
		用棉花或纸巾捻刺激鼻黏膜，使婴儿打喷嚏，将异物喷出	12分	动作精准	12分	8分	4分	
			3分	体现急救意识	3分	1分	0分	
			20分			12分	6分	
						10分	6分	
						4分	3分	2分	
整理 （5分）		整理	2分	用物处理符合要求	2分	1分	0分	
		洗手	2分	洗手步骤、方法正确	2分	1分	0分	
		取口罩	1分	取口罩方法正确	1分	0分	0分	

续表

操作步骤		分值	技术要求	评分等级			得分
				A	B	C	
综合评价（17分）	操作质量	17分	操作熟练、规范，动作轻柔	5分	2分	1分	
			态度和蔼，体现爱心	5分	2分	1分	
			婴儿安全、舒适	5分	2分	1分	
			按时完成	2分	0分	0分	
总分（100分）							

任务 2.14　婴儿玩具清洁与消毒

婴儿爱玩玩具，而且喜欢把玩具往嘴里送，但其免疫力比较弱，容易被病毒或者细菌感染。为了保证婴儿的健康成长，就需要对婴儿的玩具进行清洁、消毒。

一、用物准备

塑料玩具、电动玩具、铁质玩具、木质玩具、绒毛玩具、盆、毛巾、毛刷、奶瓶清洁液、"84"消毒液、医用酒精、纱布、3%来苏溶液或5%漂白粉、洗衣液、粗盐。

二、操作步骤

表 2-27　婴儿玩具清洁与消毒

操作步骤		操作方法	语　言
报告			评委老师好 用物准备完毕，请求开始
准备	环境	评估环境	环境宽敞明亮，温湿度适宜
	用物	各类玩具、盆、毛巾、毛刷及各类清洁液、消毒液	备齐用物
	操作者	着装整齐，清洁双手	着装整齐，已修剪指甲，清洁双手

续表

操作步骤		操作方法	语 言
清洁	手洗清洁法（图2-19）	（1）在干净的盆内注入清水，放入塑料玩具 （2）用干净的毛刷蘸取婴儿专用的奶瓶清洁液刷洗或用手搓洗塑料玩具 （3）用清水冲洗干净，再将玩具用毛巾擦干，放在通风处干透即可	手洗清洁法适用于无电路的塑料玩具、橡胶玩具 电动类玩具不可浸泡
	擦洗清洁法	（1）铁制玩具：可以找一块小方巾，蘸取肥皂水，将玩具擦洗一遍，用清水冲洗干净，再用干净的毛巾擦掉上面的水，放在阳光下晒干 （2）电动玩具：将电子玩具的电池取下，为了避免水流进电子元件中损坏其功能，可以用无菌纱布蘸取 75% 医用酒精来擦拭玩具表面 （3）木制玩具：用 3% 来苏溶液或 5% 漂白粉溶液擦洗，然后用清水冲干净后晾干或晒干	擦洗清洁法适用于铁制玩具、电动玩具、木制玩具
	机洗清洁法	（1）绒毛玩具直接放入洗衣机中，加婴幼儿专用洗衣液柔洗，有抗菌防螨功能的更好 （2）漂洗、甩干后悬挂在有阳光且通风的地方晒干	机洗清洁法适用于毛绒玩具
	干洗清洁法	把粗盐和脏绒毛玩具一起放入一个大一些的塑料袋，然后把袋口系紧用力摇晃。取出后，绒毛玩具变干净了，这是利用了盐对污垢的吸附作用	干洗清洁法适用于大型、不能水洗的绒毛玩具
消毒	消毒液浸泡法	（1）将玩具清洗干净，放入"84"消毒液中浸泡 30 分钟 （2）到时间后用清水清洗 （3）再用毛巾擦干	消毒液浸泡法适用于毛绒玩具、布制玩具、木制玩具、塑料玩具
	擦拭消毒法	不能用水洗的玩具，如带有电路板或电子元件的玩具等，可以用消毒湿巾擦拭	擦拭消毒法适用
	晾晒消毒法	紫外线	
整理		（1） （2）清理所用物品	
报告			报告评委，操作完毕

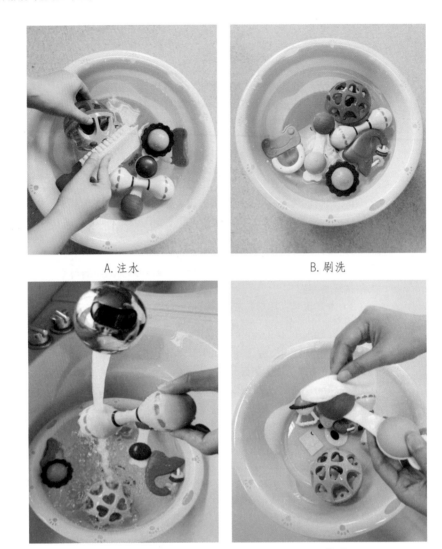

A.注水　　　　　　　　　　　B.刷洗

C.冲洗　　　　　　　　　　　D.擦干

图 2-19　手洗清洁法

三、注意事项

1.玩具要定期进行清洗，可以根据宝宝接触玩具时间的长短来定，最少 1 个月清洗 1 次。

2.教育宝宝不要啃咬玩具，玩后要收好玩具不要乱扔，要洗过手才能吃东西等，这样才能有效地保护宝宝。

3.不要让宝宝把玩具拿到厨房或卫生间里玩。

4.需要用嘴吹的玩具最好不要与人合玩，以防传染病交叉感染。

5.最好在家里给宝宝创造一个相对固定的玩耍场所，有条件的家庭可准备一个玩具柜或玩具箱，将玩具集中存放。

四、评分标准

表 2-28　婴儿玩具清洁与消毒评分表

操作步骤		分值	技术要求	评分等级			得分
				A	B	C	
准备（10分）	环境	2分	环境合适	2分	1分	0分	
	用物	3分	物品齐全，放置合理	3分	2分	1分	
	操作者	5分	着装规范	2分	1分	0分	
			修剪指甲	1分	0分	0分	
			清洁双手	2分	1分	0分	
清洁（43分）	手洗清洁法	17分	操作方法正确	5分	3分	1分	
			清洗顺序正确	4分	2分	0分	
			玩具清洗干净	5分	3分	1分	
			无清洁液残留	3分	2分	1分	
	擦洗清洁法	8分	擦洗方法正确	4分	2分	0分	
			玩具清洁干净	4分	2分	1分	
	机洗清洁法	10分	清洗方法正确	3分	1分	0分	
			玩具清洁干净	4分	2分	1分	
			无洗衣液残留	3分	2分	1分	
	干洗清洁法	8分	清洁方法正确	4分	2分	0分	
			玩具清洁干净	4分	2分	1分	
消毒（25分）	消毒液浸泡法	12分	消毒液选择正确	3分	1分	0分	
			浸泡方法正确	5分	3分	0分	
			浸泡时间合适	4分	2分	0分	
	擦拭消毒法	5分	擦拭消毒方法正确	5分	3分	0分	
	暴晒消毒法	8分	暴晒方法正确	5分	3分	0分	
			暴晒时间合适	3分	1分	0分	
整理（5分）	整理	2分	整理物品，摆放整齐	2分	1分	0分	
	洗手	2分	洗手步骤、方法正确	2分	1分	0分	
	取口罩	1分	取口罩方法正确	1分	0分	0分	

续表

操作步骤		分值	技术要求	评分等级			得分
				A	B	C	
综合评价 （17分）	操作质量	17分	操作熟练，物品清洁整齐	5分	2分	1分	
			清洁、消毒方法选择正确	5分	2分	1分	
			说明要点准确，条理清晰，内容完整	5分	2分	1分	
			普通话标准，声音清晰响亮，仪态大方	2分	1分	0分	
总分（100分）							

任务 2.15　婴儿喂哺用品使用

婴儿在成长过程中，需要使用一些喂哺用品，正确选择、使用喂哺用品能够提高母婴护理的服务质量和效率，优化婴儿的生活环境，让婴儿健康成长。

一、用物准备

婴儿食物研磨器、过滤烘干蒸汽消毒器、温奶及食物加热器、恒温水壶、奶嘴式喂药器、口吸式吸鼻器、红外线电子体温计（额温枪）、婴儿辅食器。

二、操作步骤

表 2-29　婴儿喂哺用品使用

操作步骤		操作方法	语言
报告			评委老师好 用物准备完毕，请求开始
准备	环境	评估环境	环境宽敞明亮，温湿度适宜
	用物	各类婴儿喂哺用品	备齐喂哺用品
	操作者	着装整齐、清洁双手	着装整齐，已修剪指甲，清洁双手

操作步骤		操作方法	语　言
使用	婴儿食物研磨器（图 2-20）	1.研磨碗：适合将食物磨成泥 （1）将食物切成小块置于碗内 （2）用研磨棒按压、搅拌即可成泥 2.滤网： （1）将滤网置于研磨碗上 （2）用研磨棒或汤匙背面进行过滤 3.保存盖：盖于研磨碗上，可冷藏、冷冻保存 4.榨汁器： （1）置于研磨碗上 （2）将水果轻轻按压榨汁器突起的部分，挤出果汁 5.研磨板：研磨板有不同的纹路，根据需要进行选择，将其置于研磨碗上，将煮软的食物趁热研磨	食物研磨器有两个功能，一是榨汁；二是将食物磨成泥，制作食物
	过滤烘干蒸汽消毒器（图 2-21）	1.消毒烘干： （1）向底座的发热盘内加入 80 mL 纯净水 （2）放入需要消毒的物品，将奶瓶置于奶瓶间内，将奶嘴及其他配件等放在配件支架上，盖上盖子 （3）将电源插头接入插座，按下启动键，灯亮 （4）按下消毒烘干键，大约消毒 10 分钟 （5）消毒完毕自动进入烘干模式，45 分钟后烘干完毕，机器发出 5 次蜂鸣声提醒后自动停电 （6）待消毒器完全冷却后关掉电源，取出消毒烘干的物品 2.消毒： （1）向底座的发热盘内加入 80 mL 纯净水 （2）放入需要消毒的物品，将奶瓶置于奶瓶间内，将奶嘴及其他配件等放在配件支架上，盖上盖子 （3）将电源插头接入插座，按下启动键，灯亮 （4）按下消毒键，大约消毒 10 分钟 （5）消毒完毕，机器发出 5 次蜂鸣声提醒后自动停电 （6）待消毒器完全冷却后关掉电源，取出消毒的物品 3.烘干： （1）向底座的发热盘内加入 80 mL 纯净水 （2）放入需要烘干的物品，将奶瓶置于奶瓶间内，将奶嘴及其他配件等放在配件支架上，盖上盖子 （3）将电源插头接入插座，按下启动键，灯亮 （4）按下烘干键，大约烘干 45 分钟 （5）烘干完毕，机器发出 5 次蜂鸣声提醒后自动停电 （6）待消毒器完全冷却后关掉电源，取出烘干的物品	过滤烘干蒸汽消毒器有消毒烘干、消毒、烘干的功能

续表

操作步骤		操作方法	语 言
使用	温奶及食物加热器（图2-22）	1.保温（约37 ℃）： （1）将温奶器平放于桌面 （2）向温奶器内加入适当的纯净水（加热奶瓶、母乳储存袋、辅食杯时，加入140 mL；加热泥类辅食时，加入200 mL） （3）将装有食物的容器平稳放入温奶器中 （4）接通电源，夜灯亮起，将开关旋钮调至保温挡 （5）指示灯亮起，温奶器开始加热状态指示灯熄灭，停止继续加热。温奶器中水温下降会自动重新启动保温挡 2.加热（约70 ℃）： （1）将温奶器平放于桌面 （2）向温奶器内加入140 mL纯净水 （3）将事先准备好的饮用水或食物倒入容器（奶瓶或辅食杯），再放入温奶器 （4）接通电源，夜灯亮起，将开关旋钮调至加热挡 （5）指示灯亮起，温奶器开始加热状态；指示灯熄灭，停止继续加热。温奶器中水温下降会自动重新启动加热挡	食物加热器有保温和加热的功能
	恒温水壶（图2-23）	1.煮沸除氯： （1）在待机状态下往水壶里倒入250～1 000 mL生水（水位在最低与最高水位线之间），按下功能键切换到煮沸除氯，面板上"煮沸除氯"指示灯亮起，数码屏显示恒温点，闪烁3秒后进入煮沸除氯功能工作状态，数码屏显示实时温度。水开后（延时30秒除氯并鸣叫提示）自动降温至默认恒温点，之后一直在该恒温点保持恒温 （2）在煮沸除氯功能工作状态下，若需要设置新的恒温点，可直接按"+"或"–"进行选择 2.恒温： （1）在待机状态下，若想快速取得所需的恒温水，可直接将凉开水或饮用水倒入水壶，按下功能键切换到恒温，面板上"恒温"指示灯亮起（数码显示屏显示45 ℃，默认恒温度）或已设置好的恒温点，此时按"+"或"–"可调整恒温点（40～90 ℃，共11挡） （2）在恒温工作状态下，如水壶中处于无水状态，则30分钟后自动进入待机状态	恒温水壶可精准恒温，可煮沸除氯，让水质更洁净
	奶嘴式喂药器	（1）按医嘱将药液（片剂需溶化）置于量杯中 （2）将药液吸入喂药器，套上奶嘴 （3）将药液推入奶嘴，婴儿吸吮 （4）使用后清洗干净，并可用沸水、蒸汽消毒3～5分钟	喂药器是0～18月龄婴幼儿必备的喂药工具，组件有量杯、喂奶器、奶嘴

续表

操作步骤		操作方法	语　言
使用	口吸式吸鼻器	（1）成人用口衔住吸管口，斜抱着宝宝 （2）将鼻管轻轻放入婴儿鼻腔内，并慢慢地用口吸	口吸式吸鼻器的作用就是一次可以吸取大量的鼻涕和分泌物，便于妈咪帮助宝宝清洁鼻子
	婴儿辅食器	（1）打开锁扣，用食物剪刀将果蔬、肉类（煮烂）等食物剪成块状，装进咬咬吸嘴中，合上锁扣 （2）婴儿双手抓握手柄，将咬咬吸嘴放入口中咀嚼吮吸	婴儿辅食器用于婴儿咬咬辅食
	红外线电子体温计（额温枪）	1.额温测量： （1）拇指、食指分别向下按压保护盖两翼，取下保护盖 （2）将探头放置前额 （3）按一下开关键，屏幕全显，听到语音提示"请测量"，进入测温模式 （4）按一下"测量"键，约1秒后听到"滴"声，表示测量完成，并播报测量结果 （5）若测量体温达到37.8 ℃及以上，语音播报测量结果且指示灯变为红色 2.测量记录查看： （1）关机状态下，直接按下"测量"键，屏幕显示数字1，表示最近一次测量值，并显示测量结果 （2）依次按下"测量"键，则最多可以显示最近12组测量结果	红外线电子体温计，用于监测宝宝体温，其组件有主机、探头保护盖、底座
整理		（1）将所有物品全部清洗干净 （2）摆放整齐	清洗用物 摆放整齐
报告			报告评委，操作完毕

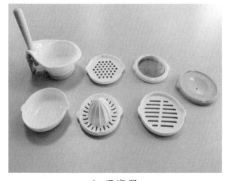

A.研磨器

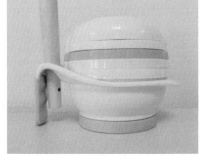

B.研磨器

图 2-20　婴儿食物研磨器

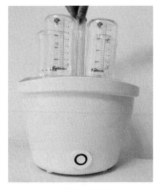 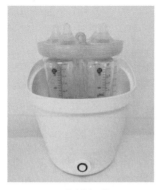 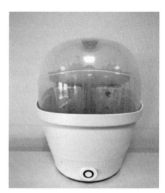

A. 放置奶瓶　　　　　　　　B. 放置奶嘴　　　　　　　　C. 加盖

图 2-21　过滤烘干蒸汽消毒器

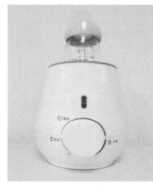 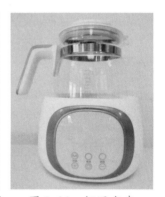

图 2-22　温奶及食物加热器　图 2-23　恒温水壶

三、注意事项

1.使用婴儿喂哺用品时认真阅读说明书，严格按要求操作。

2.所有物品用完后及时清洗、消毒，以备下次使用。

四、评分标准

表 2-30　婴儿喂哺用品使用评分表

操作步骤		分值	技术要求	评分等级			得分
				A	B	C	
准备 （12分）	环境	2分	环境合适	2分	1分	0分	
	用物	3分	物品齐全，放置合理	3分	1分	0分	
	操作者	7分	着装规范	2分	0分	0分	
			洗手顺序、方法正确	4分	2分	1分	
			戴口罩方法正确	1分	0分	0分	

操作步骤		分值	技术要求	评分等级			得分
				A	B	C	
使用（63分）	婴儿食物研磨器	10分	婴儿食物研磨器使用方法正确	6分	4分	2分	
			清楚各零部件的作用	4分	2分	1分	
	过滤烘干蒸汽消毒器	8分	清楚各种模式的正确操作方法	8分	5分	3分	
	温奶及食物加热器	7分	保温、加热方法正确	7分	5分	2分	
	恒温水壶	7分	正确操作恒温水壶的煮沸除氯和恒温功能	7分	5分	2分	
	奶嘴式喂药器	8分	奶嘴式喂药器使用方法正确	3分	0分	0分	
			使用完后清洗干净，沸水、蒸汽消毒	5分	3分	1分	
	口吸式吸鼻器	8分	口吸式吸鼻器使用方法正确	5分	3分	0分	
			放置鼻管动作轻柔	3分	1分	0分	
	婴儿辅食器	7分	婴儿辅食器使用方法正确	7分	5分	2分	
	红外线电子体温计（额温枪）	8分	正确使用红外线电子体温计	5分	3分	2分	
			清楚体温正常及异常值	3分	2分	1分	
整理（10分）	整理	4分	用物处理符合要求	4分	2分	0分	
	洗手	6分	洗手步骤、方法正确	5分	3分	1分	
	取口罩		取口罩方法正确	1分	0分	0分	
综合评价（15分）	操作质量	15分	了解喂哺用品的性能	7分	5分	2分	
			正确熟练使用喂哺用品	8分	5分	3分	
总分（100分）							

任务 2.16　婴儿辅食制作

　　婴儿 4～6 月龄后，单纯依靠乳类喂养已不能满足生长发育和营养的需要。随着乳牙萌出，婴儿的消化、吸收及代谢功能日趋完善，因此应及时添加辅助食品，以保证婴儿的生长发育，并为断离母乳做准备。食物引入的原则是由少到多、由稀到稠、由细到粗、由一种到多种，逐渐过渡到固体食物。

一、用物准备

灶具、炊具、餐具、辅食所需食材（油菜泥：油菜 50 g；鱼泥西兰花：海鱼 30 g，西兰花 50 g；虾皮粉蒸蛋羹：无盐虾皮适量，鸡蛋 1 个，油菜少许，香油少许；高汤三角面：面粉适量，青菜适量，高汤 300 mL）。

二、操作步骤

表 2-31　婴儿辅食制作

操作步骤		操作方法	语　言
报告			评委老师好 用物准备完毕，请求开始
准备	环境	打开门窗	门窗已开启
	用物	清洗炊具、餐具	炊具、餐具已清洗干净
	操作者	（1）束起头发 （2）修剪指甲 （3）脱去首饰 （4）洗手	束起头发 指甲已修剪 无饰品 洗手液，有效期内
油菜泥 （6月龄）	第一步	油菜洗净焯水，捞出切碎，中火蒸12分钟	油菜洗净焯水，捞出切碎，中火蒸12分钟
	第二步	蒸好的油菜放入料理碗中	蒸好的油菜放入料理碗中
	第三步	用小勺或小木槌捣烂，挤压，做成菜泥	用小勺或小木槌捣烂，挤压，做成菜泥
鱼泥西兰花 （7月龄）	第一步	锅中水烧开，放鱼蒸8分钟，将鱼取出去骨，鱼肉压泥	锅中水烧开，放鱼蒸8分钟，将鱼取出去骨，鱼肉压泥
	第二步	西兰花去茎，放沸水中煮5分钟，捞出剁碎压泥	西兰花去茎，放沸水中煮5分钟，捞出剁碎压泥
	第三步	西兰花泥与鱼泥混合，加入少量鱼汤拌匀	西兰花泥与鱼泥混合，加入少量鱼汤拌匀
虾皮 粉蒸蛋羹 （8月龄）	第一步	虾皮清洗沥干水分，放入锅中，小火加热直至虾皮炒干	虾皮清洗沥干水分，放入锅中，小火加热直至虾皮炒干
	第二步	干燥的虾皮放入料理机打成粉末，放进密封盒里，随时取用	干燥的虾皮放入料理机打成粉末，放进密封盒里，随时取用
	第三步	鸡蛋打入碗中，用筷子将鸡蛋打匀。油菜焯水切碎	鸡蛋打入碗中，用筷子将鸡蛋打匀。油菜焯水切碎

续表

操作步骤		操作方法	语 言
虾皮粉蒸蛋羹（8月龄）	第四步	取一勺虾皮粉末放入鸡蛋液中，放入温水（鸡蛋与水的比例 1：1.5），搅打均匀，撒上油菜碎	取一勺虾皮粉末放入鸡蛋液中，放入温水（鸡蛋与水的比例 1：1.5），搅打均匀，撒上油菜碎
	第五步	蛋液放入蒸锅中，中火蒸 8 分钟，出锅后滴几滴香油	蛋液放入蒸锅中，中火蒸 8 分钟，出锅后滴几滴香油
高汤三角面（9月龄）	第一步	面粉加少许水和面，将和好的面擀成薄薄的面皮（也可用馄饨皮），切成三角形或菱形	面粉加少许水和面，将和好的面擀成薄薄的面皮（也可用馄饨皮），切成三角形或菱形
	第二步	青菜焯水，切成碎末	青菜焯水，切成碎末
	第三步	锅内放入高汤煮开后下入面片、青菜碎，煮 2 分钟即可	锅内放入高汤煮开后下入面片、青菜碎，煮 2 分钟即可
整理		将所有灶具、炊具、餐具清洗干净，摆放整齐	
报告			报告评委，操作完毕

三、注意事项

1.做好食材初加工。全部食材要清洗干净，肉类可使用少许面粉或淀粉去除油渍、污渍。蔬菜洗净后在水中浸泡，水中放盐、小苏打、白醋（3 选 1），去除农药残留。根据需要对部分食材进行焯水处理。

2.制作过程中掌握火候，采取正确的烹调方法。

3.各项操作要清洁卫生，注意生、熟分开，避免交叉污染。

4.饭菜应做到荤素搭配，色、香、味俱全。

5.饭菜数量适当，不吃隔夜菜，避免造成浪费。

6.餐后将所有餐具、炊具、灶具清洗、擦拭干净。所有用具全部归位，放置整齐。

四、评分标准

表 2-32 婴儿辅食制作评分表

操作步骤	分值	技术要求	评分等级			得分
			A	B	C	
口述（20分）	20分	辅食添加原则：由少到多、由稀到稠、由细到粗、由一种到多种，逐渐过渡到固体食物（说明要点准确，条理清晰，内容完整）	20分	15分	5分	

续表

操作步骤		分值	技术要求	评分等级			得分
				A	B	C	
准备 （8分）	环境	2分	环境合适	2分	1分	0分	
	用物	2分	物品齐全，放置合理	2分	1分	0分	
	操作者	4分	着装规范	2分	1分	0分	
			洗手顺序、方法正确	2分	1分	0分	
油菜泥 （12分）	备油菜	2分	油菜洗净焯水	2分	1分	0分	
		2分	捞出切碎	2分	1分	0分	
		2分	中火蒸12分钟	2分	1分	0分	
	制菜泥	2分	将蒸好的油菜放入料理碗中	2分	1分	0分	
		4分	用小勺或小木槌捣烂，挤压，做成菜泥	2分	1分	0分	
鱼泥西兰花（14分）	备鱼	2分	鱼洗净	2分	1分	0分	
	蒸鱼	3分	锅中水烧开，放鱼蒸8分钟	3分	2分	0分	
	制鱼泥	3分	将鱼取出去骨，鱼肉压泥	3分	2分	0分	
	备西兰花	2分	西兰花去茎，放沸水中煮5分钟	2分	1分	0分	
	制菜泥	2分	西兰花捞出剁碎压泥	2分	1分	0分	
	制鱼泥西兰花	2分	西兰花泥与鱼泥混合，加入少量鱼汤拌匀	2分	1分	0分	
虾皮粉蒸蛋羹 （17分）	备虾皮粉	2分	将虾皮清洗沥干水分，放入锅中	2分	1分	0分	
		3分	小火加热直至虾皮炒干	3分	2分	0分	
		2分	将干燥的虾皮放入料理机打成粉末，放进密封盒里	2分	1分	0分	
	备鸡蛋	2分	鸡蛋打入碗中，用筷子将鸡蛋打匀	2分	1分	0分	
	备油菜	2分	油菜焯水切碎	2分	1分	0分	
	蒸煮	4分	取一勺虾皮粉末放入鸡蛋液中，放入温水（鸡蛋与水的比例1：1.5），搅打均匀，撒上油菜碎	4分	2分	1分	
		2分	将蛋液放入蒸锅中，中火蒸8分钟，出锅后滴几滴香油	2分	1分	0分	

续表

操作步骤		分值	技术要求	评分等级			得分
				A	B	C	
高汤三角面（14分）	备面皮	4分	面粉加少许水和面	4分	2分	1分	
		4分	将和好的面擀成薄薄的面皮（也可用馄饨皮），切成三角形或菱形	4分	2分	1分	
	备青菜	2分	青菜焯水，切成碎末	2分	1分	0分	
	烹煮	4分	锅内放入高汤煮开后下入面片、青菜碎，煮2分钟即可	4分	2分	1分	
综合评价（15分）	操作质量	15分	刀工精巧细腻，大小、厚薄、粗细均匀	3分	2分	0分	
			火候适中，老嫩适宜，无焦煳、不熟或过火现象	3分	2分	0分	
			口味咸淡适中，具有应有的鲜香味	3分	2分	0分	
			盛放器皿摆放美观，数量适中，碗边无指痕、油污	3分	2分	0分	
			余料整理清洁，用具收拾清洁整齐	3分	2分	0分	
总分（100分）							

✎ 单元测试2

1. 牛奶喂养的婴儿大便呈（　　）。

  A. 淡黄色较干　　　　　　　　B. 蛋花汤样

  C. 绿色便　　　　　　　　　　D. 泡沫多

2. 喂奶后拍背防止宝宝吐奶，错误的是（　　）。

  A. 由下至上　　　　　　　　　B. 一般要拍至宝宝打嗝

  C. 空心掌稍用力拍　　　　　　D. 手指轻弹背部

3. 适宜婴儿食用的奶类是（　　）。

  A. 原奶、母乳　　　　　　　　B. 母乳、配方奶

  C. 配方奶、炼乳　　　　　　　D. 初乳、原奶

4. 防止婴儿溢奶可采取的方法是（　　）。

  A. 喂奶后将婴儿横抱数分钟

    B. 喂奶后将婴儿轻放在床上，让其尽快入睡

    C. 喂奶后将婴儿竖立抱起数分钟即可

    D. 喂奶后将婴儿竖立抱起轻拍背部，帮助排出咽下的空气

5. 冲调奶粉水的温度一般是（　　　）。

    A. 38 ℃　　　　　　　　　　　　B. 38 ~ 40 ℃

    C. 50 ℃　　　　　　　　　　　　D. 42 ℃

6. 如新生儿采用人工喂养，以下操作错误的是（　　　）。

    A. 奶嘴里始终充满奶液，以免吸入过多的空气

    B. 奶制品应现配现用

    C. 如出现溢奶，则立即平卧头高足低位

    D. 奶具用后应严格清洗、消毒

7. 新生儿胃容量为（　　　）mL，3个月时为120 mL，1岁时为250 mL。

    A. 30 ~ 35　　　　　　　　　　　B. 35 ~ 40

    C. 40 ~ 45　　　　　　　　　　　D. 45 ~ 50

8. 从出生后（　　　）开始有计划地为婴儿添加泥糊状食物，以满足婴儿对热能和各种营养素的需要。

    A. 2 ~ 4个月　　　　　　　　　　B. 4 ~ 6个月

    C. 6 ~ 8个月　　　　　　　　　　D. 8 ~ 10个月

9. 婴儿体内的水含量为70% ~ 75%。健康婴儿每天水的消耗为体重的（　　　）。

    A. 5% ~ 10%　　　　　　　　　　B. 10% ~ 15%

    C. 15% ~ 20%　　　　　　　　　　D. 20% ~ 25%

10. 奶瓶、奶嘴、餐具等消毒不彻底容易造成婴儿（　　　）、胃肠道感染。

    A. 皮肤感染　　　　　　　　　　B. 淋巴发炎

    C. 口腔　　　　　　　　　　　　D. 眼角膜

11. 做婴儿操时间应在（　　　）。

    A. 喂奶前　　　　　　　　　　　B. 喂奶后

    C. 空腹时　　　　　　　　　　　D. 临睡前

12. 婴儿喂养不足会出现的症状是（　　　）。

    A. 便秘、入睡困难、增重不足等

    B. 便秘、烦躁不安、厌食等

    C. 入睡困难、拒绝进食、体重不增等

    D. 不停哭闹、增重不足、拒绝进食等

13. 预防臀红发生的最主要的措施是（　　）。

    A. 多扑粉

    B. 臀部涂护臀膏

    C. 保持臀部清洁干燥

    D. 勤洗屁股

14. 人工喂养的婴儿易发生便秘，主要原因是（　　）。

    A. 食物过杂

    B. 饮水过少

    C. 食物温度偏高

    D. 食物中蛋白质含量过低

15. 婴儿搂抱方法中不正确的是（　　）。

    A. 可以摇晃，宝宝会喜欢

    B. 大于 3 个月的婴儿，可以直立抱

    C. 身体呈一条直线

    D. 放下婴儿前，必须先牢牢支撑其脖子和臀部

16. 奶具在沸水中煮沸消毒的时间正确的是（　　）。

    A. 3 分钟

    B. 5 分钟

    C. 8 分钟

    D. 10 ～ 15 分钟

17. 给新生儿选择的衣服质地应该是（　　）。

    A. 化纤衣服

    B. 全棉衣料

    C. 真丝衣料

    D. 羊毛衣料

18. 婴儿尿布（　　）更换 1 次。

    A. 1 小时

    B. 2 ～ 3 小时

    C. 4 小时

    D. 5 小时

19. 女孩每天清洗外阴的正确方法是（　　）。

    A. 用肥皂液冲洗

    B. 从前往后冲洗

    C. 洗完脚再洗外阴

    D. 前后一起洗

20. 新生儿营养摄取途径不包括（　　）。

    A. 母乳喂养

    B. 奶粉喂养

    C. 混合喂养

    D. 羊奶喂养

21. 婴儿洗澡的时间应该选择在（　　）。

    A. 喂奶前或喂奶后 1 小时

    B. 喂奶后半小时

    C. 喂奶前半小时

    D. 喂奶时

22. 给宝宝进行眼部护理的合适时间是（　　）。

    A. 吃完奶后

    B. 洗完澡后

    C. 抚触完后

    D. 被动操后

23. 抚触时的室温是（　　）。

    A. 22 ℃

    B. 24 ℃

    C. 25 ℃

    D. 28 ℃

24. 抚触的时间大约是（　　）。

    A. 5 分钟   B. 10 分钟

    C. 20 分钟   D. 30 分钟

25. 抚触的顺序是（　　）。

    A. 头部—胸部—腹部—上肢—下肢—背部—臀部

    B. 胸部—头部—腹部—上肢—下肢—背部—臀部

    C. 上肢—下肢—背部—臀部—头部—胸部—腹部

    D. 腹部—头部—胸部—上肢—下肢—背部—臀部

26. 产妇有下面哪种疾病不适合哺乳？（　　）

    A. 乙肝   B. 风湿

    C. 肩周炎   D. 抑郁症

27. 人工喂养的新生儿在什么时候需要补充喝水？（　　）

    A. 喂奶前   B. 喂奶后

    C. 两次喂奶之间   D. 随时

28. 新生儿洗澡的水温是（　　）。

    A. 35 ~ 37 ℃   B. 37 ~ 40 ℃

    C. 40 ~ 42 ℃   D. 38 ~ 40 ℃

29. 新生儿头占身长的（　　）。

    A. 1/2   B. 1/3

    C. 1/4   D. 1/5

30. 巨大儿的定义为胎儿体重等于或超过（　　）。

    A. 3 kg   B. 4 kg

    C. 5 kg   D. 6 kg

31. 婴幼儿生长发育的体格检查按（　　）定期进行。

    A. 周龄   B. 月龄

    C. 年龄   D. 日龄

32. 体重反映了机体生长发育的综合情况，也是临床工作中计算药物剂量、输液量和热卡供应等的主要依据，正常婴儿出生时的平均体重为 3 kg，前半年平均每月增加（　　）。

    A. 300 ~ 400 g   B. 400 ~ 500 g

    C. 600 ~ 700 g   D. 700 ~ 800 g

33. 足月新生儿出生时身长平均为（　　）。

    A. 35 cm   B. 40 cm

C. 45 cm   D. 50 cm

34. 婴幼儿一般在（   ）时胸围与头围相接近。

A. 12 个月   B. 15 个月

C. 18 个月   D. 20 个月

35. 最能反映小儿体格发育、营养状况的指标是（   ）。

A. 身高   B. 体重

C. 头围   D. 胸围

36. 刚出生的新生儿平均身长及体重分别为（   ）。

A. 50 cm、3 kg   B. 50 cm、5 kg

C. 30 cm、3 kg   D. 30 cm、5 kg

37. 小儿 1 岁时头围平均为（   ）。

A. 34 cm   B. 36 cm

C. 40 cm   D. 46 cm

38. 反映骨骼发育的重要指标是（   ）。

A. 体重   B. 身高

C. 出牙早迟   D. 囟门闭合情况

39. 婴幼儿容易发生气管异物的原因是（   ）。

A. 气管发育不良   B. 支气管发育差

C. 会厌软骨发育不完善   D. 肺发育不良

40.11 月龄，男孩，在吃果冻时突然出现频繁呛咳，后发生面部青紫，首先要考虑（   ）。

A. 急性肺炎   B. 支气管哮喘

C. 气管异物   D. 药物中毒

41. 处理气管异物错误的方法是（   ）。

A. 成人坐于凳子上，双脚呈 90°，左脚往前半步，使双膝呈高低状

B. 一手呈"八"字状扶住新生儿下颌，手掌小鱼际接触婴儿前胸，保持婴儿气道通畅

C. 用掌根拍击婴儿两肩胛骨中间的脊椎部位

D. 异物未叩击排除先休息一会儿

42. 关于重 Ⅱ 度臀红描述正确的是（   ）。

A. 表皮潮红   B. 局部皮肤潮红，伴有皮疹

C. 有皮肤溃破、脱皮   D. 局部大片糜烂或表皮剥脱

43. 有关预防新生儿臀红的护理措施，不正确的是（   ）。

A. 勤换尿布   B. 大便后用温水洗净臀部

C. 垫塑料布防止床单潮湿　　　　　D. 避免尿液和粪便长时间刺激

44. 腹泻患儿，预防臀红最重要的护理措施是（　　）。

　　A. 暴露臀部皮肤　　　　　　　　　B. 大便后及时清洗臀部

　　C. 勤换尿布　　　　　　　　　　　D. 臀部涂爽身粉

45. 下列药物不应用于臀红的是（　　）。

　　A. 硝酸咪康唑霜　　　　　　　　　B. 鱼肝油软膏

　　C. 3%～5% 鞣酸软膏　　　　　　　D. 锡类散

46. 小儿臀红护理中正确的是（　　）。

　　A. 便后用冷水洗净　　　　　　　　B. 污垢处用肥皂洗净

　　C. 日光下晒 30～60 分钟　　　　　D. 洗净臀部涂氧化锌油

47. 轻度臀红（表现皮肤潮红），下列护理不妥的是（　　）。

　　A. 勤换尿布，保持臀部皮肤清洁干燥

　　B. 排便后，可用温水洗净吸干涂拭植物油

　　C. 可用红外线照射臀部以加速炎症吸收

　　D. 可用肥皂洗臀及塑料布或油布包裹尿布

48. 严重臀红者可用 25～40W 红外线灯或鹅颈灯照射，灯泡距患处（　　）。

　　A. 10～20 cm　　　　　　　　　　B. 20～30 cm

　　C. 30～40 cm　　　　　　　　　　D. 40～50 cm

49. 婴儿重度烫伤，要十分小心地去除衣物，用（　　）浸泡的被单、毛巾敷在烫伤处，立即送医院急救治疗。

　　A. 热水　　　　　　　　　　　　　B. 温水

　　C. 冷水　　　　　　　　　　　　　D. 消毒水

50. 婴儿皮肤表面轻度烫伤，先用（　　）冲洗烫伤部位20分钟左右，如有水泡形成，不要刺破，避免感染。

　　A. 热水　　　　　　　　　　　　　B. 温水

　　C. 凉水　　　　　　　　　　　　　D. 药水

51. 鼻出血大多发生在鼻腔的（　　）位置。

　　A. 鼻腔后方　　　　　　　　　　　B. 鼻腔前方

　　C. 鼻腔基部　　　　　　　　　　　D. 鼻和口腔相连的部分

52. 当婴儿出鼻血时，指导家长用正确的做法帮助止血，捏住鼻翼（　　）可以止血。

　　A. 1～2 分钟　　　　　　　　　　B. 3～4 分钟

　　C. 5～10 分钟　　　　　　　　　　D. 10～15 分钟

53. 如果经常鼻出血，并伴有其他症状，如发热、鼻塞，要及时到医院检查，排

除患（　　）可能。

　　A. 血液性疾病　　　　　　　　B. 鼻炎

　　C. 鼻窦炎　　　　　　　　　　D. 呼吸系结核病

54. 如果把血都咽下去，还可能会引起（　　）不适或疼痛。同时医生也无法估计出血量，不利于治疗。

　　A. 肺部　　　　　　　　　　　B. 口腔

　　C. 咽部　　　　　　　　　　　D. 胃部

55. 当婴幼儿鼻子出血时，指导婴幼儿（　　），以免发生意外。

　　A. 抬头止血　　　　　　　　　B. 低头止血

　　C. 颈部后仰　　　　　　　　　D. 捏住鼻翼两侧

56. 新生儿脐炎最常见的病原体是（　　）。

　　A. 溶血性链球菌　　　　　　　B. 大肠埃希菌

　　C. 金黄色葡萄球菌　　　　　　D. 肺炎链球菌

57. 脐带一旦被水或尿液浸湿，要马上用干棉球或干净柔软的纱布擦干，然后用（　　）消毒。

　　A. 碘酊棉球　　　　　　　　　B. 碘伏棉球

　　C. 75% 酒精棉签　　　　　　　D. 95% 酒精棉签

58. 新生儿脐炎是指细菌侵入脐残端并繁殖所得（　　）。

　　A. 急性软组织炎症　　　　　　B. 慢性软组织炎症

　　C. 急性脐蜂窝组织炎症　　　　D. 慢性骨组织炎症

59. 最常用的小儿药量计算方法是（　　）。

　　A. 按年龄计算　　　　　　　　B. 按体表面积计算

　　C. 按身高计算　　　　　　　　D. 按体重计算

60. 给婴儿喂药时，千万不能用（　　）的方式。

　　A. 充满爱心　　　　　　　　　B. 容易接受

　　C. 态度温和　　　　　　　　　D. 捏住鼻子灌药

61. 为婴儿滴滴鼻液时应（　　）。

　　A. 侧卧位，使其头部微向后倾　　B. 侧卧位，使其头部微向前倾

　　C. 平卧位，使其头部微向前倾　　D. 平卧位，使其头部微向后倾

62. 下列对幼儿玩具卫生的要求，说法错误的是（　　）。

　　A. 幼儿玩具选用时应考虑制作材料的无毒性

　　B. 幼儿选用的玩具应是安全的

　　C. 幼儿园玩具使用频率高，容易弄脏，需要定期清洗和消毒

D. 幼儿园玩具应保持清洁，可以不消毒

63. 从出生后（　　）开始有计划地为婴儿添加泥糊状食物，以满足婴儿对热能和各种营养素的需要。

    A. 2～4个月   B. 4～6个月

    C. 6～8个月   D. 8～10个月

64. 6个月添加辅食时应给予（　　）。

    A. 流质食物如菜汁   B. 泥状食物如水果泥

    C. 末状食物如肉末粥   D. 碎食物如烂糊面

65. 辅食添加原则错误的是（　　）。

    A. 辅食品种从单一到多样   B. 辅食质地由稠到稀

    C. 辅食添加量由少到多   D. 辅食制作由细到粗

66. 为7个月大的婴儿制作辅食的注意事项，以下表述错误的是（　　）。

    A. 添加辅食后要注意观察婴儿的消化状况及时调整摄入量

    B. 最好添加专门为婴儿制作的食品或选择婴儿专用的辅食添加品

    C. 患病或酷暑时不必暂缓添加辅食

    D. 原料必须新鲜，现吃现做

67. 为7个月大的婴儿制作鱼泥西蓝花辅食的操作步骤，以下表述错误的是（　　）。

    A. 蒸鱼可以老点，无焦煳、不熟或过火现象即可

    B. 将鱼洗净，放入盘中，蒸锅中加水，将锅中水烧开，将鱼放入，盖上锅盖，蒸8分钟，火候适中

    C. 8分钟时间到后，将鱼取出，切片，大小、厚薄、粗糙均匀，去刺，抿成泥

    D. 将西兰花泥与鱼泥放入碗中混合，加入少量鱼汤搅拌；装汤碗摆放美观；数量适中；碗边无指痕、油污

（吴兴碧，兰才安）

项目3 教育训练

情景导入

　　赵妈妈家宝贝，一直在家未进行引导式训练，外出游玩时发现各方面跟同龄儿相比较为滞后，赵妈妈非常焦急。殊不知感官能力是宝宝生下来感知世界最开始的方式，在视听嗅味触当中，最先发展的感官能力是听觉，新生儿刚生下来几天视觉还未完全开发，看东西还是模糊的时候，听力就已经非常灵敏了。利用声音逗引宝宝寻找声源并输入多种音质，对听力刺激很有帮助。她后悔错过了宝宝最佳的敏感训练时间。

请思考

　　1. 新生宝宝视力能看多远？

　　2. 如何训练宝宝感官能力？

任务 3.1　新生儿视觉、听觉、触觉训练

　　新生儿最初是通过游戏来学习和认识世界的，在玩耍中学与练，可以帮助孩子更好地认识世界，通过视、听、触的刺激训练，从而促进大脑的发育，给宝宝全面的智能训练。

一、用物准备

红色海绵球、沙锤、安全的小物件。

二、操作步骤

表 3-1　新生儿视觉、听觉、触觉训练

操作步骤		操作方法	语　言
报告			评委老师好 用物准备完毕，请求开始
准备	环境	评估环境	环境宽敞明亮，温湿度适宜

续表

操作步骤		操作方法	语　言
准备	操作者	（1）束起头发 （2）修剪指甲 （3）脱去首饰 （4）洗手、戴口罩	束起头发 指甲已修剪 无饰品 洗手液，有效期内
	婴儿	（1）两餐间，觉醒中 （2）处理大小便	新生儿两餐间，觉醒中 宝宝大小便已处理
视觉、听觉、触觉训练	视觉训练	（1）在新生儿清醒时，将红色海绵球在新生儿眼前20～30 cm处 （2）宝宝开始注视后，向两侧缓慢移动，观察新生儿的眼球是否随画面转动 （3）每幅图片可连续看多次，也可持续看几天，但每次训练时间不宜太长，3～5分钟即可	宝宝平躺好后，心情愉悦。对着宝宝说："来，眼睛跟着图片走，左边，图片好看吗？右边，嗯，很好，宝宝真乖！" 来，宝宝，我们再看一次
	听觉训练	（1）将宝宝平躺/俯卧 （2）沙锤在宝宝头部上方左右侧分别摇铃，让其寻找声音方向，音量合适	宝宝，来，躺好 宝宝，知道哪里发出来的声音吗？声音大吗？ 每侧不超过30秒，每次1～2分钟
	触觉训练	（1）将宝宝平躺 （2）用玩具触碰宝宝额头、脸颊、脖子、手心、脚心、腋下等末梢神经丰富的部位	来，宝宝躺好啦 不同材质物品轻轻扫过宝宝皮肤，刺激宝宝触觉感知，观察宝宝反应 来，宝宝，我们来感受一下，摸摸你的肉肉，好舒服啊！皮肤嫩嫩的，好有弹性哦！真舒服
整理		（1）整理用物 （2）洗手	整理用物 将玩具清洗消毒备用
报告			报告评委，操作完毕

三、注意事项

1. 视觉训练中每次时间不宜过长，从每次20秒开始逐渐增加到每次3～5分钟。

2. 听觉训练中摇动的声音不宜过响，一侧时间不超过30秒，时间太长宝宝会形成习惯，不再有反应。

3. 触觉训练中注意物品的材质选择。

4. 所有的玩具需清洁、消毒、光滑。

四、评分标准

表 3-2　新生儿视觉、听觉、触觉训练评分表

操作步骤		分值	技术要求	评分等级			得分
				A	B	C	
准备 （15分）	环境	3分	温度 26～28 ℃	3分	1分	0分	
	用物	3分	物品齐全，放置合理	3分	1分	0分	
	操作者	5分	着装规范	2分	1分	0分	
			洗手顺序、方法正确	2分	1分	0分	
			修剪指甲、摘下首饰	1分	0分	0分	
	婴儿	4分	处理大小便	4分	2分	0分	
视觉、听觉、触觉训练 （60分）	视觉训练	20分	操作者与宝宝体位舒适	6分	4分	2分	
			物品与宝宝视线距离符合要求	6分	4分	2分	
			两侧移动速度合适	8分	5分	3分	
	听觉训练	20分	操作者与宝宝体位舒适	6分	4分	2分	
			沙锤在宝宝头顶上方左右侧	6分	4分	2分	
			每侧时间小于30秒	8分	4分	0分	
	触觉训练	20分	操作者与宝宝体位舒适	6分	4分	2分	
			物品材质安全	6分	4分	2分	
			刺激宝宝的身体部位正确	8分	4分	0分	
整理 （5分）	整理	3分	用物处理符合要求	3分	1分	0分	
	洗手	2分	洗手步骤、方法正确	2分	1分	0分	
综合评价 （20分）	操作质量	20分	操作熟练、规范，动作轻柔	5分	2分	1分	
			态度和蔼，体现爱心	5分	2分	1分	
			婴儿安全、舒适	5分	2分	1分	
			按时完成	5分	2分	1分	
总分（100分）							

任务 3.2　新生儿嗅觉、味觉训练

宝宝嗅觉、味觉在胎儿时期就有了，味觉神经发育较完善，对各种味道都能引起反应，如吃到甜味，可引起新生儿的吸吮动作；对于苦、咸、酸等味，则可引起不快的反应，甚至停止吸吮；宝宝嗅觉对母乳的香气感受灵敏，并显示出喜爱；出生后逐渐发育得更加完善。

一、用物准备

适合新生儿做嗅觉和味觉练习的果蔬等。

二、操作步骤

表 3-3　新生儿嗅觉、味觉训练

操作步骤		操作方法	语　言
报告			评委老师好 用物准备完毕，请求开始
准备	环境	评估环境	环境宽敞明亮，温湿度适宜
	操作者	（1）束起头发 （2）修剪指甲 （3）脱去首饰 （4）洗手	束起头发 指甲已修剪 无饰品 洗手液，有效期内
	婴儿	（1）两餐间，觉醒中 （2）处理大小便	新生儿两餐间，觉醒中 宝宝大小便已处理
嗅觉、味觉训练	嗅觉训练	（1）工作人员洗净双手，新鲜果蔬切片 （2）将宝宝平躺或一手抱宝宝，靠近新生儿鼻孔，使气味传到新生儿鼻中 （3）如果新生儿向果蔬方向凝视，则意味着闻到了气味	宝宝，来，闻一闻新鲜的果蔬（××），闻到了吗？ 是什么味道呢？好闻吗？ 宝宝，我们再来一次吧
	味觉训练	（1）工作人员洗净双手，取新鲜果蔬切片 （2）将宝宝平躺或一手抱宝宝 （3）宝宝伸舌头时，将切片贴到舌面上，让其感受味道	宝宝，来，我来抱抱 伸舌头尝尝，是什么味道呢？ 甜甜的（酸酸的，苦苦的） 味道好吗？还想尝一尝吗？
整理		（1）整理用物 （2）洗手	整理用物
报告			报告评委，操作完毕

三、注意事项

1.注意新生儿安全，防止吞咽引起窒息。

2.果蔬要清洁、新鲜，水果可以多种选择，注意选择清香但没有强烈刺激气味的（如酸、臭气味）。

四、评分标准

表 3-4　新生儿嗅觉、味觉训练评分表

操作步骤		分值	技术要求	评分等级			得分
				A	B	C	
准备 （15分）	环境	3分	温度 26 ～ 28 ℃	3分	1分	0分	
	用物	3分	物品齐全，放置合理	3分	1分	0分	
	操作者	5分	着装规范	2分	1分	0分	
			洗手顺序、方法正确	2分	1分	0分	
			修剪指甲，摘下首饰	1分	0分	0分	
	婴儿	4分	处理大小便	4分	2分	0分	
嗅觉、 味觉训练 （60分）	嗅觉训练	30分	操作者与宝宝体位舒适	10分	5分	2分	
			物品与宝宝鼻孔靠近	10分	5分	2分	
			两侧分别移动	10分	5分	2分	
	味觉训练	30分	操作者与宝宝体位舒适	10分	5分	2分	
			果蔬切片贴到宝宝舌面	10分	5分	2分	
			适用于 6 个月以上的宝宝	10分	5分	2分	
整理 （5分）	整理	3分	用物处理符合要求	3分	1分	0分	
	洗手	2分	洗手步骤、方法正确	2分	1分	0分	
综合评价 （20分）	操作质量	20分	操作熟练、规范，动作轻柔	5分	2分	1分	
			态度和蔼，体现爱心	5分	2分	1分	
			婴儿安全、舒适	5分	2分	1分	
			按时完成	5分	2分	1分	
总分（100分）							

任务 3.3　新生儿运动训练

新生儿运动训练可加强全身肌肉的协调性和关节的柔韧性，促进血液与淋巴系统循环，增强免疫力。

一、用物准备

毛巾、拨浪鼓、适龄玩具。

二、操作步骤

表 3-5　新生儿运动训练

操作步骤		操作方法	语　言
报告			评委老师好 用物准备完毕，请求开始
准备	环境	评估环境	环境宽敞明亮，温湿度适宜
	操作者	（1）束起头发 （2）修剪指甲 （3）脱去首饰 （4）洗手	束起头发 指甲已修剪 无饰品 洗手液，有效期内
	婴儿	（1）两餐间，觉醒中 （2）处理大小便	新生儿两餐间，觉醒中 宝宝大小便已处理
运动训练	俯卧抬头训练	（1）将新生儿从仰卧转成俯卧，时间不宜长，每天 2 ~ 4 次，每次 1 分钟左右 （2）将新生儿竖抱起，头部靠在自己的肩上，轻轻抚摸新生儿颈部及背部，使其放松，然后不扶头部，让其自然竖立片刻	宝宝手部力量不够，可以用毛巾成卷垫在胸下 可与喂奶后拍嗝结合进行，对新生儿说"宝宝抬头"，也可以放点轻音乐，刺激新生儿中枢神经，锻炼其颈部和背部的肌肉
	仰卧训练	（1）仰卧是新生儿自然的睡眠姿势，但刚刚出生时，屈肌仍旧处于紧张状态，身体呈不对称状态 （2）可帮助新生儿身体向两侧转动，放松身体 多次训练，帮助新生儿尽早调整到舒适的姿势	帮助宝宝交叉双腿，轻推宝宝肩部，让身体向两侧转动，每次 3 ~ 5 分钟。动作要轻柔，不能用力过猛 宝宝，今天我们来侧身，来，轻轻地翻动，左边来一次，右边一次，今天不错哦！宝宝，明天我们继续，好不好？
	转头训练	（1）手拿拨浪鼓，距离新生儿30 cm 左右 （2）边摇摆从新生儿一侧移向另一侧，让新生儿的头随拨浪鼓转动	用玩具吸引宝宝注意，将玩具从一侧移动到另一侧，让宝宝视线随着玩具移动。控制音量，不要太大

续表

操作步骤	操作方法	语　言
整理	（1）整理用物 （2）洗手	整理用物，将所用物品清理、摆放整齐 按照七步洗手法洗手
报告		报告评委，操作完毕

三、注意事项

1. 运动要顺势诱导，不要强迫，以免拉伤宝宝。

2. 运动在宝宝吃奶后1小时进行，避免呕吐。

3. 运动时宝宝的状态应精神愉悦，哭闹即刻停止，不强迫。

4. 宝宝累了即可休息。

四、评分标准

表 3-6　新生儿运动训练评分表

操作步骤		分值	技术要求	评分等级			得分
				A	B	C	
准备 （15分）	环境	3分	温度 26 ~ 28 ℃	3分	1分	0分	
	用物	3分	物品齐全，放置合理	3分	1分	0分	
	操作者	5分	着装规范	2分	1分	0分	
			洗手顺序、方法正确	2分	1分	0分	
			修剪指甲，摘下首饰	1分	0分	0分	
	婴儿	4分	处理大小便	4分	2分	0分	
运动训练 （60分）	俯卧抬头 训练	20分	操作者与宝宝体位舒适	6分	4分	2分	
			沙锤在宝宝面前 / 头顶	6分	4分	2分	
			时间控制在 2 ~ 4 分钟	8分	4分	0分	
	仰卧训练	20分	操作者与宝宝体位舒适	6分	4分	2分	
			帮助宝宝交叉双腿	6分	4分	2分	
			左右轻推	8分	4分	0分	
	转头训练	20分	操作者与宝宝体位舒适	6分	4分	2分	
			玩具从一侧移动到另一侧	6分	4分	2分	
			宝宝视线追移	8分	4分	0分	

续表

操作步骤		分值	技术要求	评分等级			得分
				A	B	C	
整理 （5分）	整理	3分	用物处理符合要求	3分	1分	0分	
	洗手	2分	洗手步骤、方法正确	2分	1分	0分	
综合评价 （20分）	操作质量	20分	操作熟练、规范，动作轻柔	5分	2分	1分	
			态度和蔼，体现爱心	5分	2分	1分	
			婴儿安全、舒适	5分	2分	1分	
			按时完成	5分	2分	1分	
总分（100分）							

任务 3.4　婴儿粗大动作训练

婴儿粗大动作发展是婴幼儿大脑成熟的一项重要指标。训练中除了达到动作发展的目的，还需要培养宝宝运动的乐趣。

一、用物准备

婴儿模型、铃铛、彩色风铃、纯色圆球、彩色玩具、声响玩具等。

二、操作步骤

表 3-7　婴儿粗大动作训练

操作步骤		操作方法	语　言
报告			评委老师好 用物准备完毕，请求开始
准备	环境	评估环境	环境宽敞明亮，温湿度适宜
	操作者	（1）束起头发 （2）修剪指甲 （3）脱去首饰 （4）洗手	束起头发 指甲已修剪 无饰品 洗手液，有效期内
	婴儿	婴儿两餐间，觉醒中 处理大小便	婴儿两餐间，觉醒中 宝宝大小便已处理

续表

操作步骤		操作方法	语 言
粗大动作训练	俯卧仰卧转头训练	（1）婴儿仰卧，将婴儿的头部侧转面向一方，1～2分钟后再轻轻将婴儿的头转向另一方 （2）婴儿俯卧，头朝向一侧，用彩色玩具或风铃吸引婴儿注意，并慢慢移向声源，引导婴儿转动头部至另一侧	转头适合2～6月龄婴儿，每日2～5次，每次3～5分钟 将宝宝的头顺势转向一个方向
	俯卧抬头训练	（1）婴儿俯卧，将其双手放在头的两侧，手扶婴儿头部使其转向中线 （2）呼唤婴儿名字或摇动彩色气球或彩色风铃，逗引其抬头、挺胸往上看，并尽量延长看的时间	俯卧抬头适合3～6月龄婴儿，每日2～5次，每次2～3分钟 宝宝手部力量不够，可以用毛巾成卷垫在胸下
	两臂支撑俯卧训练	（1）婴儿俯卧，护理人员两手手心向上，与婴儿的手掌相合，托住婴儿手掌带动手臂向上、向前运动 （2）也可以在婴儿俯卧的前方30 cm左右放置一个彩色玩具，鼓励并帮助婴儿伸手触摸抓够玩具	两臂支撑适合3～6月龄婴儿，每日2～4次，每次2～5分钟。操作者手掌拖住宝宝手掌，带动宝宝
	辅助翻身训练	（1）婴儿仰卧，护理人员轻轻握着婴儿的两条腿，把右腿放在左腿上面，右手握住婴儿的右手，左手推动婴儿的右肩，使婴儿的身体自然地向左侧卧，右侧反之 （2）多次练习后，可以一手抓住婴儿的双手，一手推动婴儿的肩部，使其由仰卧或侧卧变成俯卧位，再用同样的方法由俯卧位变成仰卧位 （3）婴儿学会翻身后，可在婴儿身体的一侧放置其喜欢的玩具，鼓励其侧翻去抓玩具，再慢慢移动玩具，引导其顺势翻身俯卧 （4）婴儿在俯卧时，可以一边在婴儿身后叫其名字，一边用带声音响的玩具逗引婴儿，引导婴儿在寻找声音时顺势将身体翻成仰卧位，如果婴儿做得有点费力，可以轻轻帮助婴儿翻身	辅助翻身适合4～6月龄婴儿，每日次数不限，每次3～5分钟 宝宝，来，翻向左边，翻回来来，抓住宝宝的双手，翻过来，嗯，很棒哟 宝宝，看看，旁边有好玩的哟，快翻过来拿吧 宝宝乖，听听是什么声音？翻过来看看是什么？
整理		（1）整理用物 （2）洗手	整理用物
报告			报告评委，操作完毕

三、注意事项

1.训练需要循序渐进，时长以宝宝不疲劳为宜。

2.运动在宝宝吃奶后1小时进行，避免呕吐。

3.运动项目适合宝宝月龄。

4.俯卧转头适龄2～6个月，俯卧抬头适龄3～6个月，两臂支撑俯卧适龄3～6个月，辅助翻身适龄4～6个月。

四、评分标准

表 3-8　婴儿粗大动作训练评分表

操作步骤		分值	技术要求	评分等级			得分
				A	B	C	
准备 （15分）	环境	3分	温度26～28℃	3分	1分	0分	
	用物	3分	物品齐全，放置合理	3分	1分	0分	
	操作者	5分	着装规范	2分	1分	0分	
			洗手顺序、方法正确	2分	1分	0分	
			修剪指甲，摘下首饰	1分	0分	0分	
	婴儿	4分	处理大小便	4分	2分	0分	
粗大 动作训练 （60分）	俯卧仰卧转头训练	15分	操作者与宝宝体位舒适	5分	3分	1分	
			利用道具引诱宝宝转头	5分	3分	1分	
			时间控制在3～5分钟	5分	3分	0分	
	俯卧抬头训练	15分	操作者与宝宝体位舒适	5分	3分	1分	
			沙锤在宝宝面前/头顶	5分	3分	1分	
			时间控制在2～3分钟	5分	3分	0分	
	两臂支撑俯卧训练	15分	操作者与宝宝体位舒适	5分	3分	1分	
			操作者托住宝宝手掌	5分	3分	1分	
			带动宝宝手臂向上、向前运动	5分	3分	0分	
	辅助翻身训练	15分	操作者与宝宝体位舒适	5分	3分	1分	
			帮助宝宝交叉双腿	4分	2分	1分	
			左右轻推	4分	2分	0分	
			俯卧回到仰卧	2分	0分	0分	
整理 （5分）	整理	3分	用物处理符合要求	3分	1分	0分	
	洗手	2分	洗手步骤、方法正确	2分	1分	0分	

续表

操作步骤		分值	技术要求	评分等级			得分
				A	B	C	
综合评价 （20分）	操作质量	20分	操作熟练、规范，动作轻柔	5分	2分	1分	
			态度和蔼，体现爱心	5分	2分	1分	
			婴儿安全、舒适	5分	2分	1分	
			按时完成	5分	2分	1分	
总分（100分）							

任务 3.5　婴儿精细动作训练

婴儿精细动作是凭借手及手指的小肌肉群完成的动作。精细动作有助于宝宝大脑发育和智力开发。

一、用物准备

婴儿模型、乒乓球、触摸球、不同材质的纸、杯子、轻音乐。

二、操作步骤

表 3-9　婴儿精细动作训练

操作步骤		操作方法	语　言
报告			评委老师好 用物准备完毕，请求开始
准备	环境	评估环境	环境宽敞明亮，温湿度适宜
	操作者	（1）束起头发 （2）修剪指甲 （3）脱去首饰 （4）洗手	束起头发 指甲已修剪 无饰品 洗手液，有效期内
	婴儿	（1）婴儿两餐间，觉醒中 （2）处理大小便	婴儿两餐间，觉醒中 换好纸尿裤（布），精神愉悦
精细动作训练	五指分化训练	（1）将宝宝平卧/坐位 （2）操作者与宝宝玩拉钩游戏，用自己大拇指拉宝宝大拇指，相应手指依次进行换手	宝宝躺（坐）好 我们来拉钩玩，拉拉大拇指，拉拉食指 来，换只手

续表

操作步骤		操作方法	语　言
精细动作训练	抓握训练	（1）让宝宝坐好，将装有小球的筐放在婴儿面前，鼓励婴儿用手去抓，帮助婴儿将球从一只手传递到另一只手 （2）婴儿躺在床上，护理人员提起一张纸巾，放在婴儿正前方25 cm的位置，边晃动边鼓励婴儿用双手抓住纸巾	适宜6个月以下的婴儿 宝贝儿，来，抓球球玩，交给这只手，好棒 宝贝儿，来抓纸啰
	双手协作训练	（1）让宝宝坐着或躺着，先将不同材质的纸撕成条，然后将纸条吹到空中，激发婴儿玩纸的兴趣 （2）提供不同材质的纸让婴儿撕、捏，在这个过程中可以配合语音"唰、唰、唰"将婴儿撕碎的纸抓起来并配合语音"下雨啦，下雨啦"，将碎纸再从手里散出 （3）让婴儿将撕碎的纸放进纸杯里 （4）将不同材质的纸搓成纸团供婴儿扔，锻炼婴儿的臂力	适宜7～12个月婴儿 宝贝儿，快看，这里有好玩的 "唰、唰、唰"，撕纸啦 下雨啦，下雨啦 来，我们一起装到杯子里吧 扔纸团儿啰
整理		（1）整理用物 （2）洗手	整理用物
报告			报告评委，操作完毕

三、注意事项

1.操作者让宝宝有目的地抓东西，宝宝抓不住的时候予以帮助。

2.训练在宝宝觉醒期进行，并且精神愉悦。

3.宝宝对重复动作的效应感兴趣。

四、评分标准

表3-10　婴儿精细动作训练评分表

操作步骤		分值	技术要求	评分等级			得分
				A	B	C	
准备（15分）	环境	3分	温度26～28 ℃	3分	1分	0分	
	用物	3分	物品齐全，放置合理	3分	1分	0分	
	操作者	5分	着装规范	2分	1分	0分	
			洗手顺序、方法正确	2分	1分	0分	
			修剪指甲，摘下首饰	1分	0分	0分	
	婴儿	4分	处理大小便	4分	2分	0分	

续表

操作步骤		分值	技术要求	评分等级			得分
				A	B	C	
精细动作训练（60分）	五指分化训练	20分	操作者与宝宝体位舒适	6分	4分	2分	
			与宝宝玩手指相对应的拉钩	6分	4分	2分	
			双手手指依次进行	8分	4分	0分	
	抓握训练	20分	操作者与宝宝体位舒适	6分	4分	2分	
			引导宝宝捡球	6分	4分	2分	
			换手，球放进盒子	8分	4分	0分	
	双手协作训练	20分	操作者与宝宝体位舒适	6分	4分	2分	
			引导宝宝双手去抓撕碎的纸	6分	4分	2分	
			撕碎的纸放进纸杯里	8分	4分	0分	
整理（5分）	整理	3分	用物处理符合要求	3分	1分	0分	
	洗手	2分	洗手步骤、方法正确	2分	1分	0分	
综合评价（20分）	操作质量	20分	操作熟练、规范，动作轻柔	5分	2分	1分	
			态度和蔼，体现爱心	5分	2分	1分	
			婴儿安全、舒适	5分	2分	1分	
			按时完成	5分	2分	1分	
总分（100分）							

任务 3.6　婴儿语言训练

语言是一个从输入到输出的过程，只有宝宝听的多，才会在大脑里面积累的多，积累多了，才会表达。

一、用物准备

玩具、婴儿食品、生活用品、轻音乐、软球、硬球、图片等。

二、操作步骤

表 3-11　婴儿语言训练

操作步骤		操作方法	语　言
报告			评委老师好 用物准备完毕，请求开始
准备	环境	评估环境	环境宽敞明亮，温湿度适宜
	操作者	（1）束起头发 （2）修剪指甲 （3）脱去首饰 （4）洗手	束起头发 指甲已修剪 无饰品 洗手液，有效期内
	婴儿	（1）两餐间，觉醒中 （2）处理大小便	两餐间，觉醒中 宝宝大小便已处理
语言训练	语音训练 （0～3个月）	（1）护理人员在婴儿情绪愉悦，发出"啊""呀"声音时，模仿婴儿声音，亲切地回应，与婴儿进行语音交流 （2）护理人员在婴儿情绪好的时候，向其做出笑声的表情，发出笑的声音，吸引婴儿模仿 （3）操作者用挠痒痒方式引逗婴儿笑，使婴儿体会亲子情感的愉悦	婴儿注意力集中、情绪愉悦时进行"啊""啊""啊""呀""呀" 宝宝真乖啊 哈哈哈！宝宝，笑一个 挠宝宝的痒痒啦！哈哈哈
	口型练习 （0～3个月）	（1）将婴儿平卧或抱入怀中，护理人员吸引婴儿注意力后 （2）做张口、闭口、吐舌头、扁唇、圆唇等口型，教婴儿模仿练习	宝宝，来，我们抱着玩 张口"啊"，闭口"嗯"，吐舌头啦，嘟嘴嘴啦
	发音练习 （0～3个月）	（1）将婴儿平卧或抱入怀中，护理人员吸引婴儿注意力后 （2）做张口动作，发出"啊"的音；做嘟嘴动作，发出"呜"的音；做扁唇、露齿动作，发出"衣"的音 （3）每次玩一种，熟练后再玩第二种	张口"啊" 嘟嘴"呜" 扁嘴"衣"
	音义结合练习 （4～8个月）	（1）做什么说什么：将正在做的事情，用缓慢、清晰、简洁的句子说给婴儿听，每天多次重复。如给婴儿喝水时，每次都说"宝宝，喝水，宝宝，喝水" （2）见什么讲什么：先观察婴儿的注意力，将其已经形成的感知经验通过概念清晰准确地告诉他，且要多次重复，重复时同样的事情用同样的句子说，如在婴儿捏一个球时，要对他说"宝宝，球是软的；宝宝，球是软的"	宝宝，喝水；宝宝，喝水 宝宝，球是软的；宝宝，球是软的

操作步骤		操作方法	语　言
语言训练	指认游戏 （7～12个月）	（1）指认身体器官：将宝宝坐好或抱入怀中，与婴儿面对面坐在镜子面前，护理人员可以先触摸自己身体的某个部位，如鼻子，对婴儿说这是鼻子，让婴儿一起做 （2）指认家庭成员：当爷爷、奶奶、爸爸、妈妈等人和婴儿在一起时，可以对着婴儿说"这是爷爷，这是奶奶，这是爸爸，这是妈妈……"（每次指认一位，熟悉后再指认下一位）	这是鼻子 这是眼睛 这是耳朵 这是爸爸，这是妈妈，这是爷爷，这是奶奶……)
	说儿歌童谣 （6～12个月）	结合婴儿日常生活场景说儿童歌谣 （1）起床歌：婴儿睡醒起床时，可以亲切地对着婴儿的眼睛说歌谣"小宝宝，起得早，睁开眼，眯眯笑，咿呀呀，学说话，伸伸手，要人抱" （2）穿衣歌：在给婴儿穿衣服时，可用歌谣"小胳膊，穿袖子，穿上衣，扣扣子，小脚丫，穿裤子，穿上袜子穿鞋子"	根据操作者和宝宝兴趣选择 小宝宝，起得早，睁开眼，眯眯笑，咿呀呀，学说话，伸伸手，要人抱 小胳膊，穿袖子，穿上衣，扣扣子，小脚丫，穿裤子，穿上袜子穿鞋子
	讲故事 （7～12个月）	（1）宝宝舒适体位，准备一张图片或故事书 （2）对着婴儿讲图片或故事书里的故事 （3）讲完以后，可以让婴儿指认	宝宝，我们讲故事了 宝宝来认一认
整理		（1）整理用物 （2）洗手	整理用物 洗手
报告			报告评委，操作完毕

三、注意事项

1. 多输入，可理解。

2. 认真听，有回应。

3. 不打断，不纠错。

4. 莫对比，轻松说。

四、评分标准

表3-12　婴儿语言训练评分表

操作步骤		分值	技术要求	评分等级			得分
				A	B	C	
准备 （15分）	环境	3分	温度26～28℃	3分	1分	0分	
	用物	3分	物品齐全，放置合理	3分	1分	0分	

续表

操作步骤		分值	技术要求	评分等级			得分
				A	B	C	
准备 （15分）	操作者	5分	着装规范	2分	1分	0分	
			洗手顺序、方法正确	2分	1分	0分	
			修剪指甲，摘下首饰	1分	0分	0分	
	婴儿	4分	处理大小便	4分	2分	0分	
语言 训练 （60分）	语音训练	10分	操作者与宝宝体位舒适	2分	1分	0分	
			操作者发出"啊""呀"声音与宝宝交流	4分	2分	1分	
			操作者用挠痒痒方式引逗宝宝笑	4分	2分	1分	
	口型练习	10分	操作者与宝宝体位舒适	2分	1分	0分	
			操作者吸引宝宝注意力后做张口、闭口等动作，教宝宝模仿练习	8分	4分	2分	
	发音练习	10分	操作者与宝宝体位舒适	2分	1分	0分	
			操作者吸引宝宝注意力后做张口动作，发出"啊""呜""衣"的声音	8分	4分	2分	
	音意结合练习	10分	操作者与宝宝体位舒适	2分	1分	0分	
			操作者对宝宝正在进行的动作进行重复讲解，同样的事件用同样的句子表述	8分	4分	2分	
	指认游戏	10分	操作者与宝宝体位舒适	2分	1分	0分	
			操作员让宝宝看镜子指认自己身体	4分	2分	1分	
			操作者对着家庭成员教会宝宝指认	4分	2分	1分	
	说儿歌童谣	5分	操作者与宝宝体位舒适	2分	1分	0分	
			生活场景类/表达情感类/古典文学类，根据操作者和宝宝兴趣选择	3分	2分	1分	
	讲故事	5分	操作者与宝宝体位舒适	2分	1分	0分	
			语言、语调、表情到位	3分	2分	1分	
整理 （5分）	整理	3分	用物处理符合要求	3分	1分	0分	
	洗手	2分	洗手步骤、方法正确	2分	1分	0分	

操作步骤	分值	技术要求	评分等级			得分
			A	B	C	
综合评价（20分）	操作质量 20分	操作熟练、规范，动作轻柔	5分	2分	1分	
		态度和蔼，体现爱心	5分	2分	1分	
		婴儿安全、舒适	5分	2分	1分	
		按时完成	5分	2分	1分	
总分（100分）						

✏️ **单元测试 3** ▪▪▪

1. 婴幼儿依恋关系形成的关键期是婴幼儿出生后的（　　）个月。

A. 0 ~ 12 　　　　　　　　B. 5 ~ 17

C. 6 ~ 18 　　　　　　　　D. 7 ~ 19

2. （　　）个月左右的婴儿就能用摇晃身体等动作来表示对音乐的反应。

A. 4 　　　　　　　　　　B. 5

C. 6 　　　　　　　　　　D. 7

3. （　　）个月的婴儿还不会说话，手指也仅仅会做一些基本的抓握动作。

A. 1 ~ 2 　　　　　　　　B. 1 ~ 6

C. 1 ~ 8 　　　　　　　　D. 0 ~ 6

4. （　　）岁以内的婴儿，处于吃书撕纸的阶段，可选择布书，内容以认知为主。

A. 1 　　　　　　　　　　B. 2

C. 3 　　　　　　　　　　D. 4

5. 0 ~ 1 岁婴幼儿参与节律游戏活动的方式主要是（　　）。

A. 听音乐 　　　　　　　　B. 写字

C. 看图片 　　　　　　　　D. 玩拼图

6. 小婴儿，尤其是（　　）个月的婴儿，对黑白两种颜色最敏感。

A. 0 ~ 3 　　　　　　　　B. 0 ~ 6

C. 3 ~ 6 　　　　　　　　D. 6 ~ 12

7. （　　）个月以内的婴儿，只能看清楚近距离的物体。

A. 4 　　　　　　　　　　B. 5

C. 6　　　　　　　　　　　　D. 7

8. 育婴员抱起新生儿面对面注视时，最佳距离为（　　）。

A. 20～30 cm　　　　　　　　B. 30～40 cm

C. 40～50 cm　　　　　　　　D. 50～60 cm

9. 8～12 个月的婴儿注意力时长一般为（　　）分钟。

A. 1～3　　　　　　　　　　　B. 2～4

C. 3～5　　　　　　　　　　　D. 4～6

10. （　　）个月婴幼儿正是通过运动来感知身边世界的，敲打、扔东西是婴幼儿运动感知的一种行为表现。

A. 5～7　　　　　　　　　　　B. 6～8

C. 7～9　　　　　　　　　　　D. 8～10

11. 婴儿抬头、翻身操作，室内温度保持在（　　）左右，空气流通，光线柔和。

A. 20 ℃　　　　　　　　　　B. 25 ℃

C. 28 ℃　　　　　　　　　　D. 30 ℃

12. （　　）是婴儿的第一个移动手段，能使婴儿随意改变自己的体位，这是非常有意义的初步运动。

A. 抬头　　　　　　　　　　　B. 翻身

C. 俯卧　　　　　　　　　　　D. 转头

13. 信息接收量为所有感觉之首的是（　　）。

A. 视觉　　　　　　　　　　　B. 听觉

C. 嗅觉　　　　　　　　　　　D. 味觉

14. 婴幼儿精细动作的发展主要以（　　）的动作发展为主。

A. 头部　　　　　　　　　　　B. 手部

C. 足部　　　　　　　　　　　D. 腰部

15. 0～3 个月的婴儿对（　　）两种颜色最敏感。

A. 黑白　　　　　　　　　　　B. 红黄

C. 蓝绿　　　　　　　　　　　D. 红蓝

（赵竟屹）

模块二

中级技能实训

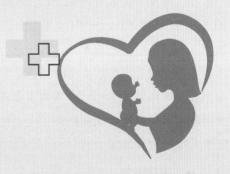

项目4 产妇护理

情景导入

　　张女士，31岁，孕4产1，距阴道分娩后8小时，诉心慌、阴道流血增多、小腹胀痛。查体：产妇面色苍白，血压85/55 mmHg，脉搏细速，114次/分，子宫轮廓不清，按摩小腹后宫底脐上一横指处扪及，较大的血块从宫腔排出，增大的膀胱位于耻骨联合上4 cm。产妇告知分娩后因担心外阴疼痛至今一直未解小便。医生听后嘱产妇立即起床自解小便，告诉产妇及家属膀胱过度充盈会影响子宫收缩致大出血，甚至危及产妇生命安全。

？请思考

　　1. 尿潴留产生的原因有哪些？

　　2. 如何预防尿潴留？

任务 4.1　产后尿潴留护理

　　在产褥期，尤其在产后24小时内，由于膀胱肌张力降低对膀胱内压的敏感性降低，加之外阴伤口疼痛、产程中会阴受压过久、器械助产、区域阻滞麻醉等均可增加尿潴留的发生。如膀胱过度充盈致子宫收缩乏力致产后大出血，甚至危及产妇生命安全。产后5日内尿量明显增加，产后4小时内让产妇排尿，若排尿困难，除鼓励产妇起床排尿、解除怕排尿引起疼痛的顾虑外，可用热水熏洗外阴及尿道外口周围诱导排尿，或热敷下腹部，按摩膀胱刺激膀胱肌收缩或针刺关元、气海、三阴交等穴位。经上述方法处理仍不能自行排尿者，应予留置导尿。

一、用物准备

　　人体模型、热水、纸巾、热水袋、无菌纱布2张、无菌手套、冲洗壶1个、便盆、消毒会阴垫、污物桶、可吸水垫子。

二、操作步骤

表 4-1　产后尿潴留护理

操作步骤		操作方法	语　言
报告			评委老师好 用物准备完毕，请求开始
准备	环境	（1）关闭门窗、拉上围帘 （2）调节室温	关闭门窗、拉上围帘 温湿度适宜
	操作者	（1）束起头发 （2）修剪指甲 （3）脱去首饰 （4）洗手、戴口罩、戴手套	束起头发 指甲已修剪 无饰品 洗手液，有效期内
	产妇	（1）产妇取膀胱截石位 （2）臀下放置便盆，垫一次性可吸水垫子	产妇已摆好体位
温水冲洗外阴	备水	（1）取出已消毒水壶 （2）检查水量，测量水温	水壶已消毒 水量适宜，水温 40 ~ 45 ℃
	再次试温	将水壶的水滴到手腕内侧，感觉温度适宜便可	水温合适
	堵塞阴道口	无菌纱布一张置于阴道口完全遮盖阴道口	纱布遮盖阴道口，防止污水返流至阴道、宫腔，引起宫腔感染
	冲洗尿道口周围	（1）左手提装有水温适宜的水壶 （2）右手持专用棉签双手配合冲洗尿道口周围	冲洗了，水温合适吗？ 臀部紧贴便盆不要抬高，防止冲洗水打湿背部
	诱导排尿	（1）在冲洗过程中如有尿意，不要顾虑外阴疼痛，可以排尿 （2）打开附近的水龙头，让持续的流水声诱导排尿	放松，自然地排尿，不会影响伤口的
热水袋外敷		（1）找耻骨联合上方的膀胱部位 （2）用盛有水温 50 ~ 60 ℃的热水袋外敷	来，热敷一下膀胱部位，可以改善膀胱血液循，还消除水肿
按摩膀胱		（1）将双手置于膀胱膨隆处左右两侧，反复按摩 10 ~ 20 次 （2）再用手掌自产妇膀胱底部向下推移按压 1 ~ 3 分钟	来，给你按摩按摩 轻轻推一推，能排出来吗？ 排出来了，很好（如果实在排不出来，没关系，我们请医生帮忙）
整理产妇衣裤		（1）冲洗完毕取下阴道口纱布 （2）用另一张无菌纱布擦干外阴 （3）撤去便盆和一次性可吸水垫子，换上消毒会阴垫 （4）协助产妇穿好裤子，取舒适体位	取下纱布 来，给你擦干 撤下便盆及一次性垫子，换上干净的 穿好衣裤，好好休息

续表

操作步骤	操作方法	语 言
整理	（1）整理用物 （2）洗手 （3）取口罩	整理用物
报告		报告评委，操作完毕

三、注意事项

1.冲洗的水温度一定要适宜，尿道周围皮肤娇嫩，水温过高易烫伤皮肤。

2.冲洗动作轻柔，产妇刚分娩会阴疼痛，嘱产妇臀部紧贴便盆不要抬高臀部，防冲洗的污水返流打湿背部。

3.告知产妇排尿不会导致切口疼痛，不影响切口愈合。

4.经过诱导排尿、按摩热敷膀胱后产妇仍不能自行排尿者，遵医嘱进行导尿。

四、评分标准

表 4-2　产后尿潴留护理评分表

操作步骤		分值	技术要求	评分等级			得分
				A	B	C	
准备 （15分）	环境	2分	环境合适	2分	1分	0分	
	用物	2分	物品齐全，放置合理	2分	1分	0分	
	操作者	5分	着装规范	2分	1分	0分	
			洗手顺序、方法正确	2分	1分	0分	
			戴口罩方法正确	1分	0分	0分	
	产妇	6分	解除产妇思想顾虑，取得产妇配合	6分	1分	0分	
产妇体位 及冲洗水 准备 （20分）	产妇	4分	产妇臀下垫一次性可吸水垫子	4分	2分	1分	
	体位	4分	膀胱结石位	4分	1分	0分	
	冲洗水	4分	水温合适	4分	1分	0分	
	倒水	4分	水量适中	4分	1分	0分	
	试温	4分	测试水温方法正确	4分	1分	0分	
温水冲洗 外阴 （35分）	堵塞阴道口	5分	纱布完全遮盖阴道口	5分	3分	1分	
	左手提水壶	5分	水壶中的水量水温适宜	5分	3分	1分	

操作步骤		分值	技术要求	评分等级			得分
				A	B	C	
温水冲洗外阴（35分）	右手持专用棉签	5分	检查棉棒是否被棉花包裹	5分	3分	1分	
	冲洗	20分	左右手配合熟练	4分	2分	1分	
			冲洗动作轻柔	4分	2分	1分	
			嘱产妇臀部紧贴	4分	2分	1分	
			告知产妇在冲洗过程中如有尿意可以排尿	4分	2分	1分	
热水袋外敷（7分）		7分	热敷部位正确	2分	1分	0分	
			水温适宜	5分	3分	1分	
按摩膀胱（4分）		4分	按摩部位正确	2分	1分	0分	
			按摩力度适宜	2分	1分	0分	
整理（5分）	整理	2分	用物处理符合要求	2分	1分	0分	
	洗手	2分	洗手步骤、方法正确	2分	1分	0分	
	医疗废物	1分	放入医用垃圾桶	1分	0分	0分	
综合评价（14分）	操作质量	14分	操作熟练、规范，动作轻柔	5分	2分	1分	
			态度和蔼，体现爱心	5分	2分	1分	
			按时完成	4分	2分	1分	
总分（100分）							

任务 4.2　产后会阴清洁护理

会阴介于尿道口、阴道和肛门之间，尿液、粪便、产后排出的恶露都影响会阴切口的愈合，加之分娩后外阴轻度水肿，所以保持会阴清洁干燥是会阴恢复的必要条件。

选用对外阴无刺激、温度 35～38 ℃的消毒液擦洗外阴，每日 2～3 次，大便后及时清洗，清洗后用干净纸巾擦干，保持会阴清洁干燥。

一、用物准备

人体模型、热水、纸巾、热水袋、无菌纱布 2 张、无菌手套、冲洗壶 1 个、便盆、消毒会阴垫、污物桶、可吸水垫子。

二、操作步骤

表 4-3　产后会阴清洁护理

操作步骤		操作方法	语　言
报告			评委老师好 用物准备完毕，请求开始
准备	环境	评估环境	环境宽敞明亮，温湿度适宜
	操作者	（1）束起头发 （2）修剪指甲 （3）脱去首饰 （4）洗手、戴口罩、戴手套	束起头发 指甲已修剪 无饰品 洗手液，有效期内
	产妇	取膀胱截石位 臀下放置便盆，垫一次性可吸水垫子	产妇已摆好体位
热水冲洗	备水	（1）取出已消毒水壶 （2）检查水量，测量水温	水壶已消毒 水量适宜，水温 40 ~ 45 ℃
	再次试温	将水壶的水滴到手腕内侧，感觉温度适宜便可	水温合适
	堵塞阴道口	无菌纱布 1 张置于阴道口，完全遮盖阴道口	纱布遮盖阴道口，防止污水返流至阴道、宫腔，引起宫腔感染
	冲洗尿道口周围	（1）左手提装有水温适宜的水壶 （2）右手持专用棉签双手配合冲洗尿道口周围	冲洗了，水温合适吗？ 臀部紧贴便盆不要抬高，防止冲洗水打湿背部
整理产妇衣裤		（1）冲洗完毕取下阴道口纱布 （2）用另一张无菌纱布擦干外阴 （3）撤去便盆和一次性可吸水垫子，换上消毒会阴垫 （4）协助产妇穿好裤子，取舒适体位	取下纱布 来，给你擦干 撤下便盆及一次性垫子，换上干净的 穿好衣裤，好好休息
整理		整理用物 洗手	用物分类处理
报告			报告评委老师，操作完毕

三、注意事项

1. 冲洗的水温度一定要适宜，会阴皮肤娇嫩，水温过高易烫伤皮肤。

2. 冲洗动作轻柔，产妇刚分娩会阴疼痛，嘱产妇臀部紧贴便盆不要抬高臀部，防冲洗的污水返流打湿背部。

3. 无菌纱布完全遮盖阴道口，产妇刚分娩阴道口、宫颈口张开，如不遮盖，阴道口冲洗的污水易返流至阴道、宫腔，引起宫腔感染。

四、评分标准

表 4-4　产后会阴清洁护理评分表

操作步骤		分值	技术要求	评分等级			得分
				A	B	C	
准备 （15分）	环境	2分	环境合适	2分	1分	0分	
	用物	2分	物品齐全，放置合理	2分	1分	0分	
	操作者	5分	着装规范	2分	1分	0分	
			洗手顺序、方法正确	2分	1分	0分	
			戴口罩方法正确	1分	0分	0分	
	产妇	6分	解除产妇思想顾虑，取得产妇配合	6分	1分	0分	
产妇体位及冲洗水准备 （30分）	产妇	6分	产妇臀下垫一次性可吸水垫子	6分	2分	1分	
	体位	6分	膀胱结石位	6分	2分	1分	
	冲洗水	6分	水温合适	6分	2分	1分	
	倒水	6分	水量适中	6分	2分	1分	
	试温	6分	测试水温方法正确	6分	2分	1分	
热水冲洗 （40分）	堵塞阴道口	5分	纱布完全遮盖阴道口	5分	2分	1分	
	左手提水壶	5分	水壶中的水量、水温适宜	5分	2分	1分	
	右手持专用棉签	5分	检查棉棒是否被棉花包裹	5分	2分	1分	
	冲洗	25分	左右手配合熟练	8分	5分	3分	
			冲洗动作轻柔	6分	2分	1分	
			嘱产妇臀部紧贴	6分	2分	1分	
			嘱产妇在冲洗过程中如有不适请及时告知	5分	2分	1分	
整理 （5分）	整理	2分	用物处理符合要求	2分	1分	0分	
	洗手	2分	洗手步骤、方法正确	2分	1分	0分	
	医疗废物	1分	放入医用垃圾桶	1分	0分	0分	

续表

操作步骤		分值	技术要求	评分等级			得分
				A	B	C	
综合评价（10分）	操作质量	10分	操作熟练、规范，动作轻柔	3分	2分	1分	
			态度和蔼，体现爱心	3分	2分	1分	
			按时完成	4分	0分	0分	
总分（100分）							

任务 4.3　急性乳腺炎护理

　　产妇分娩后在催乳素的作用下开始分泌乳汁，婴儿每次吸吮乳头使垂体催乳素呈脉冲式释放，促进乳汁分泌。哺乳是一种自然行为，吸吮及不断排空乳房是保持乳腺不断泌乳的重要条件。

　　急性乳腺炎多发生在产后哺乳期妇女，以初产妇最为常见，好发于产后 3 ~ 4 周。

一、用物准备

人体模型、水盆、吸奶器、热水、毛巾、芒硝、一次性手套、纱垫、一次性垫单。

二、操作步骤

表 4-5　急性乳腺炎护理

操作步骤		操作方法	语　言
报告			评委老师好 用物准备完毕，请求开始
准备	环境	评估环境	环境宽敞明亮，温湿度适宜
	用物	（1）取出已消毒吸奶器 （2）用水温计测量水温	吸奶器已消毒 水温 50 ~ 60 ℃
	操作者	（1）束起头发 （2）修剪指甲 （3）脱去首饰 （4）洗手、戴口罩、戴手套	束起头发 指甲已修剪 无饰品 洗手液，有效期内
	产妇	产妇乳房下放置一次性垫单，取仰卧位	产妇已摆好体位
	再次试温	将水滴到手腕内侧，感觉温度适宜便可	水温合适

操作步骤		操作方法	语 言
热敷、挤奶	热敷	（1）洗净患侧乳房 （2）再将浸湿水的纱垫敷于乳房硬结处	来，洗一洗 热敷一会儿，可以促进血液循环
	中药（芒硝）外敷	研细的芒硝调成糊状敷于患侧乳房硬结处	用芒硝敷可散结，减轻乳房疼痛
	按摩乳房	沿输乳管方向力度适中按摩乳房 3 ~ 5 分钟	沿输乳管，向乳头方向按摩，疼吗？我尽量轻一点儿
	排出淤积乳汁	（1）用吸奶器抽吸乳汁 （2）或右手拇指食指捏沿乳晕挤出乳汁 （3）直至排空乳房，用干净的毛巾擦干乳房	来，把淤积的乳汁吸出来（或挤出来） 可反复湿热敷再反复挤出乳汁，直至排空乳房擦干净
整理		（1）撤去一次性垫子，协助产妇穿好衣裤，取舒适体位 （2）洗手 （3）取口罩	取下垫子，穿好衣服，躺下休息
报告			报告评委老师，操作完毕

三、注意事项

1.湿热敷的温度一定要适宜，乳房皮肤娇嫩，水温过高易烫伤皮肤。

2.沿乳头方向按摩，且按摩动作轻柔力度适中，用力过猛会使产妇疼痛。

3.挤乳汁时不能捏乳头，要挤压乳晕，可反复湿热敷再反复挤乳晕，直至排空乳房。

4.研细的芒硝调成糊状敷于患侧乳房硬结处，可散结减轻乳房疼痛。芒硝敷乳后下次哺乳时一定要清洗干净乳房方能哺乳。

四、评分标准

表 4-6　急性乳腺炎护理评分表

操作步骤		分值	技术要求	评分等级			得分
				A	B	C	
准备（15分）	环境	2分	环境合适	2分	1分	0分	
	用物	2分	物品齐全，放置合理	2分	1分	0分	
	操作者	5分	着装规范	2分	1分	0分	
			洗手顺序、方法正确	2分	1分	0分	
			戴口罩方法正确	1分	0分	0分	

续表

操作步骤		分值	技术要求	评分等级			得分
				A	B	C	
准备 （15分）	产妇	6分	解除产妇思想顾虑，取得产妇配合	6分	1分	0分	
产妇体位 及热敷水 准备 （30分）	产妇	6分	产妇腋下垫一次性垫单	6分	2分	1分	
	体位	6分	仰卧位	6分	2分	1分	
	热敷水	6分	水温合适	6分	2分	1分	
	倒水	6分	水量适中	6分	2分	1分	
	试温	6分	测试水温方法正确	6分	2分	1分	
热敷， 挤奶 （40分）	热敷乳房	8分	纱垫热敷乳房硬结	8分	6分	2分	
	芒硝敷乳房 硬结	8分	芒硝敷乳房硬结	8分	6分	2分	
	按摩	8分	按摩动作轻柔匀速	8分	6分	2分	
	挤乳汁	12分	挤乳汁方法正确	12分	8分	4分	
	擦干净乳房	4分	将乳房擦洗干净	4分	2分	1分	
整理 （5分）	整理	2分	用物处理符合要求	2分	1分	0分	
	洗手	2分	洗手步骤、方法正确	2分	1分	0分	
	医疗废物	1分	放入医用垃圾桶	1分	0分	0分	
综合评价 （10分）	操作质量	10分	操作熟练、规范，动作轻柔	3分	2分	1分	
			态度和蔼，体现爱心	3分	2分	1分	
			按时完成	4分	0分	0分	
总分（100分）							

任务 4.4 产后形体恢复操

妊娠和分娩会使女性身上的一些肌肉和器官松弛，经过一段时间部分肌肉和器官会自然恢复。如果早期对产妇进行产后保健操训练，可更好地促进产妇身体的恢复，还有利于恶露排出、子宫复旧、促进食欲、防止便秘等。

一、用物准备

瑜伽垫、纸巾、可吸水垫子。

二、操作步骤

表 4-7　产后形体恢复操

操作步骤		操作方法	语　言
报告			评委老师好 用物准备完毕，请求开始
准备	环境	评估环境	环境宽敞明亮，温湿度适宜
	操作者	（1）束起头发 （2）修剪指甲 （3）脱去首饰 （4）洗手、戴口罩、戴手套	束起头发 指甲已修剪 无饰品 洗手液，有效期内
	产妇	（1）产妇已排空膀胱，穿瑜伽服 （2）身下放置瑜伽垫，取仰卧位	产妇已做好准备
训练	抬头	（1）双臂放于身体两侧，掌心向下，双脚并拢 （2）头部抬起，脚尖向上紧绷，双肩不离床面 （3）身体复原	双臂放于身体两侧，身体放松 抬头，脚尖绷紧 抬头运动动作到位
	上举	（1）双臂展开与身体垂直，掌心向上 （2）双臂向胸前举起与肩同宽，掌心相对，指尖向上 （3）双臂沿肩向头方向摆动，贴近耳廓 （4）身体复原	双臂展开，伸直 举向前胸 举过头顶 还原，做得很到位
	腹肌	（1）双臂放于身体两侧，掌心向下，双脚并拢 （2）口紧闭，鼻缓缓吸气，同时将气往腹部送，使腹部鼓起 （3）然后口慢慢呼气，腹部逐渐凹下去	放松 用鼻缓缓吸气，腹部鼓起来 用口慢慢呼气，腹部凹下去
	抬臀	（1）双腿弯曲并分开，与髋同宽，小腿与床面呈 90° （2）臀部抬起后慢慢放下，头肩不离床面	小腿与床面呈 90° 臀部抬起，慢慢放下

续表

操作步骤		操作方法	语　言
训练	屈膝	（1）双臂放于身体两侧，掌心向下，双脚并拢 （2）抬右腿，屈膝 （3）两手抱在膝盖下侧，靠近胸部，绷脚面，头肩抬起 （4）身体复原 （同法左侧）	身体放松 抬右脚，屈膝 抱紧膝盖，靠近胸部 复原，放松 换左脚
	盆底肌	（1）全身放松 （2）深吸气同时收缩阴道肛门，持续15秒以忍住排尿 （3）然后放松，重复做30～50次	 吸气，收紧阴道和肛门，坚持 很好！放松！再来
	胸膝卧位	（1）膝盖小腿脚成一直线跪于床面，臀部紧贴脚跟 （2）双手重叠指尖向前，掌心贴近床面，身体缓慢向前伸展，双臂、胸部尽量贴于床面 （3）头偏向一侧，腰部下压，臀部翘起，大腿与床呈90° （4）双臂慢慢收起身体还原	跪于床面 双手重叠，掌心贴床，缓缓向前伸展 头偏向一侧，腰部下压，很好 双臂慢慢收起来，还原
	仰卧起坐	（1）双臂放于身体两侧掌心向下，双脚并拢 （2）头、身体慢慢抬起使身体呈坐姿，反复30～50次	平躺，放松 慢慢起来，此目的是改善膀胱血液循环、消除水肿
整理		（1）锻炼完毕擦干产妇身上汗液，取下瑜伽垫，协助产妇换干净衣裤，取舒适体位 （2）洗手、取口罩	整理用物
报告			报告评委老师，操作完毕

三、注意事项

1.室内安静，避免他人打扰。

2.产妇身下垫瑜伽垫，衣着瑜伽服，排空膀胱，取仰卧位。

3.根据产妇身体情况，运动强度由小到大。

4.腹部和会阴有切口时，产后1周内减少切口部位的运动强度，避免引起牵拉痛及影响伤口愈合。

四、评分标准

表 4-8 产后形体恢复操评分表

操作步骤		分值	技术要求	评分等级			得分
				A	B	C	
准备（15分）	环境	2分	环境合适	2分	1分	0分	
	用物	2分	物品齐全，放置合理	2分	1分	0分	
	操作者	5分	着装规范	2分	1分	0分	
			洗手顺序、方法正确	2分	1分	0分	
			戴口罩方法正确	1分	0分	0分	
	产妇顾虑	6分	解除产妇思想顾虑，取得产妇配合	6分	1分	0分	
产妇准备（18分）	排尿	5分	排空膀胱	5分	2分	1分	
	着装	4分	身穿瑜伽服或宽松衣服	4分	1分	0分	
	地板	4分	地板垫瑜伽垫	4分	1分	0分	
	体位	5分	仰卧位	5分	1分	0分	
训练（48分）	抬头	6分	抬头动作到位	6分	3分	1分	
	上举	6分	上举动作到位	6分	3分	1分	
	腹肌	6分	腹肌运动正确	6分	3分	1分	
	抬臀	6分	抬臀运动正确	6分	3分	1分	
	屈膝	6分	屈膝运动正确	6分	3分	1分	
	盆底肌	6分	盆底肌运动正确	6分	3分	1分	
	胸膝卧位	6分	胸膝卧位正确	6分	3分	1分	
	仰卧起坐	6分	仰卧起坐正确	6分	3分	1分	
整理（5分）	整理	2分	用物处理符合要求	2分	1分	0分	
	洗手	2分	洗手步骤、方法正确	2分	1分	0分	
	医疗废物	1分	放入医用垃圾桶	1分	0分	0分	
综合评价（14分）	操作质量	14分	操作熟练、规范，动作轻柔	5分	2分	1分	
			态度和蔼，体现爱心	5分	2分	1分	
			按时完成	4分	2分	0分	
总分（100分）							

任务 4.5　盆底肌功能恢复训练

女性盆底主要是由三层肌肉和筋膜组成，就像吊床一样在会阴肛门处托起膀胱、子宫、直肠等盆腔器官。妊娠、分娩均会对盆底肌肉造成不同程度损伤，导致盆底肌肉功能障碍后出现咳嗽、喷嚏尿液溢出等。盆底肌肉功能障碍后不仅出现咳嗽、喷嚏尿液溢出，还会出现盆腔器官脱垂、慢性盆腔痛、女性性功能障碍等，因此产后科学地对盆底肌肉进行康复锻炼十分重要。它不仅可以恢复阴道的紧张度，还可以通过治疗恢复肌肉力量，改善尿失禁、阴道壁膨出、盆腔器官脱出等。

一、用物准备

一次性垫单、秒表。

二、操作步骤

表 4-9　盆底肌功能恢复训练

操作步骤		操作方法	语　言
报告			评委老师好 用物准备完毕，请求开始
准备	环境	评估环境	室内安静，避免他人打扰
	操作者	（1）束起头发 （2）修剪指甲 （3）脱去首饰 （4）洗手、戴口罩、戴手套	束起头发 指甲已修剪 无饰品 洗手液，有效期内
	产妇	产妇排空膀胱，衣着宽松，取仰卧位，尽量放松	产妇已摆好体位
训练	缓慢收缩	（1）产妇在吸气同时紧闭肛门、尿道口、阴道口，感觉像憋尿，屏气持续15秒 （2）缓慢放松臀部和大腿，注意力集中在尿道口而不是肛门	吸气，收缩 呼气，缓慢放松 每日3次，每次15分钟，可以锻炼盆底肌肉的耐力
	迅速收缩	（1）通过缓慢收缩盆底肌力增强的基础上提高收缩的速度 （2）记录1分钟内快速绷紧和放松耻尾肌的次数	在缓慢收缩盆底肌力增强的基础上迅速收缩 收缩、放松，很好，反复数次
	缩肛	（1）产妇吸气，在吸气同时紧闭肛门，似正在竭力制止肛门排气然后屏气 （2）坚持15秒后缓慢放松	吸气，收紧肛门，坚持几秒 缓慢放松

操作步骤		操作方法	语 言
训练	腹式呼吸	（1）产妇一只手放在腹部，另一只手放在乳房下方 （2）用腹部吸气，想象一只气球慢慢充气的过程 （3）然后呼气，同时紧吸脐部让脐部紧贴背脊 （4）吸气1秒钟，缓慢呼气，循环4次	一手放腹部，一手放乳房下方 慢慢吸气，肚子慢慢鼓起来，很好 慢慢呼气，肚子凹下去，脐部紧贴背脊 再来
整理		（1）训练完毕协助产妇穿好衣裤，取舒适体位卧床休息 （2）洗手 （3）取口罩	穿好衣裤，好好休息
报告			报告评委老师，操作完毕

三、注意事项

1. 室内安静，避免他人打扰。

2. 产妇衣着宽松，排空膀胱，取仰卧位。

3. 每次锻炼时间一定要达到，锻炼部位一定要到位。

4. 产后 42 天 ~ 1 年是盆底肌修复的最佳时间，产后半年内是修复的黄金时间，在产后 42 天应常规行盆底功能检查，如盆底功能差可行盆底功能训练。

四、评分标准

表 4-10　盆底肌功能恢复训练评分表

操作步骤		分值	技术要求	评分等级			得分
				A	B	C	
准备 （15分）	环境	2分	环境合适	2分	1分	0分	
	用物	2分	物品齐全，放置合理	2分	1分	0分	
	操作者	6分	着装规范	2分	1分	0分	
			洗手顺序、方法正确	2分	1分	0分	
			戴口罩方法正确	2分	1分	0分	
	产妇	5分	解除产妇思想顾虑，取得产妇配合	5分	3分	1分	

续表

操作步骤		分值	技术要求	评分等级			得分
				A	B	C	
产妇体位及衣着准备（30分）	训练床	6分	训练床上垫一次性垫单	6分	4分	2分	
	膀胱	6分	产妇排空膀胱	6分	4分	2分	
	衣着	6分	衣着宽松	6分	4分	2分	
	体位	6分	仰卧位	6分	4分	2分	
	情绪	6分	产妇无思想顾虑，能全程配合	6分	4分	2分	
训练（40分）	缓慢收缩	8分	指导产妇在吸气同时紧闭肛门、尿道口、阴道口，屏气持续15秒后缓慢放松臀部和大腿，注意力集中在尿道口而不是肛门	8分	5分	3分	
	迅速收缩	6分	在缓慢收缩盆底肌力增强的基础上提高收缩的速度，记录1分钟内快速绷紧和放松耻尾肌的次数	6分	4分	2分	
	缩肛	6分	在吸气同时紧闭肛门似正在竭力制止肛门排气然后屏气，坚持15秒后缓慢放松	6分	4分	2分	
	腹式呼吸	20分	产妇一只手放在腹部，另一只手放在乳房下方用腹部吸气，想象一只气球缓慢充气的过程	5分	3分	1分	
			然后呼气，同时紧吸脐部让脐部紧贴背脊	5分	3分	1分	
			也可让产妇在吸气时挺起乳房，呼气时紧压乳房，吸气1秒钟缓慢呼气	5分	3分	1分	
			再吸气，再呼气，循环重复4次	5分	3分	1分	
整理（5分）	整理	2分	用物处理符合要求	2分	1分	0分	
	洗手	2分	洗手步骤、方法正确	2分	1分	0分	
	医疗废物	1分	放入医用垃圾桶	1分	0分	0分	
综合评价（10分）	操作质量	10分	操作熟练、规范，动作轻柔	3分	2分	1分	
			态度和蔼，体现爱心	3分	2分	1分	
			按时完成	4分	0分	0分	
总分（100分）							

单元测试 4

1. 产后尿潴留常见并发症是（　　）。

    A. 子宫收缩乏力　　　　　　　　B. 膀胱麻痹

    C. 肠梗阻　　　　　　　　　　　D. 血尿

2. 阴道分娩后应（　　）内督促产妇起床排尿。

    A. 2 小时　　　　　　　　　　　B. 3 小时

    C. 4 小时　　　　　　　　　　　D. 1 小时

3. 如经外阴冲洗诱导、膀胱按摩、热水袋外敷、肌注新斯的明等方法后产妇都不能自主排尿，应采取（　　）解决尿潴留。

    A. 保留导尿 2～3 天　　　　　　B. 保留灌肠

    C. 清洁灌肠　　　　　　　　　　D. 红外线照射外阴

4. 外阴冲洗的水温应在（　　）测试较方便。

    A. 额头　　　　　　　　　　　　B. 手背

    C. 手腕内侧　　　　　　　　　　D. 舌尖

5. 会阴水肿用（　　）药液敷贴效果好。

    A. 50% 硫酸镁湿热敷　　　　　B. 1∶5 000 高锰酸钾溶液

    C. 20% 碳酸氢钠溶液　　　　　D. 碘伏

6. 会阴冲洗时无菌纱布遮盖阴道口是为了（　　）。

    A. 防止冲洗的污水返流至阴道、宫腔，引起宫腔感染

    B. 美观

    C. 减轻产妇疼痛

    D. 减少会阴损伤

7. 母婴护理员可以协助产妇用（　　）高锰酸钾溶液擦洗会阴。

    A. 1∶1 000　　　　　　　　　B. 1∶4 000

    C. 1∶5 000　　　　　　　　　D. 1∶10 000

8. 侧切产妇术后卧位时一般采取（　　）的卧位姿势可以避免伤口感染机会。

    A. 平躺静养　　　　　　　　　　B. 侧身蜷腿

    C. 向伤口侧　　　　　　　　　　D. 向伤口对侧

9. 哺乳可刺激（　　）释放缩宫素。

    A. 神经垂体　　　　　　　　　　B. 卵巢

    C. 子宫　　　　　　　　　　　　D. 下丘脑

10. 挤乳汁时应挤压（　　）最正确。

    A. 乳头　　　　　　　　　　　　B. 乳晕

C. 整个乳房　　　　　　　　　　D. 乳房硬结

11. 按摩乳房应从乳根沿（　　）方向按摩、拍打、抖动乳房，每次10分钟。

A. 乳头中心　　　　　　　　　　B. 一会儿左一会儿右

C. 坚持一个方向　　　　　　　　D. 硬结

12. 哺乳可减少（　　）的发生，增进母子感情。

A. 乳腺癌、卵巢癌　　　　　　　B. 子宫颈癌

C. 内膜癌　　　　　　　　　　　D. 肺癌

13. （　　）内的乳汁为初乳，量少，色黄，含有抗体 IgA。

A. 7天　　　　　　　　　　　　B. 10天

C. 15天　　　　　　　　　　　 D. 30天

14. 吸奶器具体可分为（　　）。

A. 电动型、针筒式　　　　　　　B. 单泵、双泵

C. 按压式、简易橡皮球吸式　　　D. 电动型、手动型

15. 一般情况下，婴儿的吮吸压力是（　　）。

A. 30～50 mmHg　　　　　　　B. 50～70 mmHg

C. 60～100 mmHg　　　　　　 D. 100～120 mmHg

16. 以下不属于按摩乳房手法的是（　　）。

A. 环形按摩　　　　　　　　　　B. 指压式按摩

C. 螺旋形按摩　　　　　　　　　D. 循环型按摩

17. 婴儿出生（　　）内就应吸吮母亲的乳头。

A. 10分钟　　　　　　　　　　 B. 20分钟

C. 30分钟　　　　　　　　　　 D. 40分钟

18. 以下乳头护理方式正确的是（　　）。

A. 清水清洁　　　　　　　　　　B. 使用沐浴用品

C. 勤按摩　　　　　　　　　　　D. 少吸吮

19. 产后每月要进行一次乳房自查，（　　）要到医院对乳房进行一次检查，这对乳腺疾病包括乳腺癌等的早发现、早治疗很有好处。

A. 1个月　　　　　　　　　　　B. 半年

C. 1年　　　　　　　　　　　　D. 2年

20. 剖宫产术后双脚恢复知觉就应该进行肢体活动，所以，母婴护理员应在（　　）后协助产妇练习翻身、坐起，并下床慢慢活动。

A. 6小时　　　　　　　　　　　B. 12小时

C. 24小时　　　　　　　　　　 D. 48小时

21. 剖宫产产妇术后（　　），待排气之后，可进食流食。

　　A. 6 小时　　　　　　　　　　B. 12 小时

　　C. 24 小时　　　　　　　　　　D. 36 小时

22. 下列产后恢复注意事项不对的是（　　）。

　　A. 形体恢复要量力而行　　　　B. 多食多餐

　　C. 室内保持空气新鲜　　　　　D. 每天散步

23. 新妈妈在生产（　　）后，体内在妊娠期积聚的水分才能随气血运行，改善循环，这时身体自然会瘦下来。

　　A. 1 个月　　　　　　　　　　B. 3 个月

　　C. 4 个月　　　　　　　　　　D. 6 个月

24. 剖宫产产后恢复操具体包括（　　）。

　　A. 深呼吸运动　　　　　　　　B. 下半身伸展运动

　　C. 腹腰运动　　　　　　　　　D. 以上都是

25. 压力性尿失禁或张力性尿失禁主要由（　　）造成。

　　A. 妊娠　　　　　　　　　　　B. 分娩时产伤

　　C. 肥胖　　　　　　　　　　　D. 长期慢性咳嗽、便秘

26. 盆底肌肉功能障碍的危害有（　　）。

　　A. 出现咳嗽、喷嚏尿液溢出　　B. 出现盆腔器官脱垂

　　C. 慢性盆腔痛　　　　　　　　D. 以上都是

27. 欧美国家把（　　）喻为"社交杀手病"，足见其危害性。

　　A. 尿潴留　　　　　　　　　　B. 尿失禁

　　C. 盆底肌肉受损　　　　　　　D. 子宫脱垂

（彭福英）

项目5　婴儿护理

＋情景导入

　　初产妇小张，剖宫产后第2天出现乳房胀痛，宝宝也哭闹不止，求助护士才知道是因为宝宝一直没有吃到母乳，小张也怕痛，不知道怎么进行母乳喂养。

？请思考

1. 应该如何指导小张进行正确母乳喂养？
2. 如果小张出现乳头皲裂该怎么进行母乳喂养？
3. 如何培养婴幼儿良好的生活习惯？
4. 生活中如何减少传染病的发生？

任务 5.1　剖宫产产妇哺乳喂养

　　剖宫产产妇由于切口的原因，起初很难采取一般产妇的哺乳姿势，即横抱式，同时也很难采取标准的侧卧位。哺乳姿势的不正确，使婴儿含乳姿势不标准，容易造成乳头疼痛或乳头皲裂。剖宫产产妇学会正确的哺乳体位姿势，对婴儿和产妇都很重要。

一、用物准备

小毛巾、热水。

二、操作步骤

表 5-1　剖宫产产妇哺乳喂养

操作步骤		操作方法	语　言
报告			评委老师好 用物准备完毕，请求开始
准备	环境	评估环境	屏风遮挡，温湿度适宜
	产妇	（1）洗手 （2）温热毛巾清洁乳房	帮助产妇洗手 清洁乳房
	婴儿	更换清洁尿布	宝宝大小便已处理

续表

操作步骤		操作方法	语　言
哺乳	床上坐位哺乳法	（1）产妇背靠床头或半坐卧，尽量垫靠舒服 （2）枕头或被褥叠放在身体一侧，高度约乳房下边缘 （3）新生儿臀部放在垫高的枕头或被褥上，腿靠产妇身后 （4）产妇胳膊抱住新生儿，使其胸部紧贴产妇胸部 （5）产妇另一只手以"C"字形托住乳房，让新生儿含住乳头和大部分乳晕	来，宝妈！我们坐好 垫个枕头 宝宝躺好 抱住宝贝儿 "C"字形托住乳房，让宝贝儿含住乳头和大部分乳晕
	床下坐位哺乳法	（1）产妇坐在床边的椅子上，尽量坐得舒服，身体靠近床沿，并与床沿呈一夹角 （2）将新生儿放在床上，用枕头或被褥垫到适当高度，使其口能含住乳头 （3）产妇环抱住新生儿，用另一只手呈"C"字形托住乳房 （4）用乳头刺激新生儿口唇，待新生儿张大口时迅速将全部乳头及大部分乳晕送进新生儿口中	宝妈，坐椅子上，慢慢坐稳 宝贝儿躺好 抱好宝宝，"C"字形托住乳房 含住乳头和大部分乳晕
	退出乳头	（1）用手按压新生儿下颌，退出乳头 （2）再挤出一滴奶涂在乳头周围，并晾干	用手按压宝宝下颌，解除口腔负压后再退出乳头 挤一滴奶涂在乳头周围
	哺乳后	（1）将新生儿竖抱，空心掌轻拍其后背，至新生儿打嗝 （2）右侧卧位休息	竖抱宝宝，拍拍背，打嗝了 右侧卧位
整理		整理床铺，收拾用物	将所用物品清洁整理，摆放整齐
报告			报告评委老师，操作完毕

三、注意事项

1.喂哺时用柔和的目光尽量与宝宝对视，以增进情感交流。

2.喂哺时将宝宝头部抬高，呈半坐姿势，可以防止呛奶。

3.喂哺时若乳汁流出过快会导致宝宝呛咳，可改用剪刀手式托乳法减慢乳汁流出速度。

四、评分标准

表 5-2　剖宫产产妇哺乳法评分表

操作步骤		分值	技术要求	评分等级			得分
				A	B	C	
准备 （12分）	环境	4分	保护产妇隐私	4分	2分	0分	
	产妇	4分	洗手	2分	1分	0分	
			清洁乳房	2分	1分	0分	
	婴儿	4分	更换尿布	4分	2分	0分	
哺乳 （68分）	调整 产妇坐姿	8分	床上坐位正确	8分	5分	3分	
		8分	床下坐位正确	8分	5分	3分	
	指导 抱托婴儿	8分	抱托婴儿方法正确	8分	5分	3分	
	指导喂奶	25分	衔接乳头方式正确	8分	4分	0分	
			目光柔和注视宝宝，并观察宝宝情况	4分	2分	0分	
			退出乳头方式正确	8分	4分	0分	
			乳汁保护乳头	5分	3分	1分	
	拍嗝	15分	擦净口唇	2分	1分	0分	
			竖抱方法正确	5分	3分	1分	
			拍背方法正确	5分	3分	1分	
			卧位正确、舒适	3分	1分	0分	
整理 （4分）	整理	4分	整理床铺	2分	1分	0分	
			收拾用物	2分	1分	0分	
综合评价 （16分）	操作质量	16分	操作熟练、规范，动作轻柔	4分	2分	1分	
			态度和蔼，体现爱心	4分	2分	1分	
			婴儿安全	4分	2分	1分	
			产妇舒适	4分	2分	1分	
总分（100分）							

任务 5.2　手动挤乳

当哺乳期女性因如生病、上班、与婴儿短暂分离、乳头皲裂等各种原因，暂时不能亲自给婴儿哺乳时，应及时挤出乳汁、排空乳房，防止乳汁越来越少，两侧乳房大小不一。

一、用物准备

毛巾、热水、乳垫、储乳杯、奶瓶。

二、操作步骤

表 5-3　手动挤乳

操作步骤		操作方法	语言
报告			评委老师好 用物准备完毕，请求开始
准备	环境	评估环境	屏风遮挡，温湿度适宜
	产妇	（1）洗手 （2）温热毛巾清洁乳房	宝妈，把手洗干净 清洁乳房
	用物	奶瓶、储奶杯等物品提前消毒、烘干备用	所有物品已消毒
手动挤乳	热敷乳房	（1）温开水浸湿毛巾 （2）温热毛巾由乳头中心往乳晕方向环形擦拭，一侧15分钟，两侧轮流热敷	浸湿毛巾 来，热敷乳房，感觉怎样，温度合适吗？
	按摩乳房	（1）环形按摩：双手置于乳房上方和下方，以环形方向按摩整个乳房 （2）指压式按摩：双手张开，围住乳房，大拇指朝上，四指朝下，轻轻挤压乳房，向乳头方向移动 （3）螺旋形按摩：一手托住乳房，另一手食指和中指以螺旋形从乳房外侧向乳头方向旋转按摩	顺着输乳管方向从乳房外侧向乳头方向按摩乳房，力度适中，重复10余次
	手指的正确位置	（1）产妇身体前倾，乳房置于已清洁消毒的储乳杯上方 （2）拇指在上，其余四指在下托住乳房，手握成"C"字形 （3）拇指与其余四指夹住乳头下的乳晕处，手指平贴在乳房上 （4）挤压的区域是以乳头为中心、半径约3 cm的区域，轻压乳晕外部	产妇取适宜位置后 手成"C"字形握住乳房 拇指与其余四指夹住乳头下乳晕处

续表

操作步骤		操作方法	语　言
手动挤乳	按压、推挤	（1）拇指与其余四指置于乳晕外部，同时向下施压，向胸壁处轻推 （2）用拇指和其余四指的指腹向乳头方向推动，将乳汁推挤出来 （3）保持节奏，在乳晕周围反复转动按压和推挤，每侧乳房大约5分钟	向胸壁方向下压 用拇指和其余四指的指腹向乳头方向推动 有节奏地按压并推挤乳晕外部
储存乳汁		将挤出的乳汁倒入已清洁消毒的奶瓶内，盖紧瓶盖，置冰箱冷藏	将挤出的乳汁用清洁奶瓶盛装后置于冰箱冷藏
整理		将所用物品清洁消毒备用	将所用物品清洁整理，摆放整齐
报告			报告评委老师，操作完毕

三、注意事项

1. 按摩方向一般顺着输乳管走向从乳房外侧向乳头方向按。

2. 按摩力度适度，过轻没有效果，过重损伤皮肤。

3. 挤乳时做到先压后挤，由轻到重，避免滑动或按摩，以免皮肤红肿。

四、评分标准

表 5-4　手动挤乳法评分表

操作步骤		分值	技术要求	评分等级			得分
				A	B	C	
准备 （12分）	环境	4分	保护隐私	4分	2分	0分	
	用物	4分	奶瓶、储奶杯已消毒	2分	1分	0分	
			烘干备用	2分	1分	0分	
	产妇	4分	洗手	2分	1分	0分	
			清洁乳房	2分	1分	0分	
手动挤乳 （74分）	热敷乳房	10分	温开水浸湿毛巾	2分	1分	0分	
			热敷方向正确	5分	3分	1分	
			热敷时间正确	3分	2分	1分	
	按摩乳房	15分	环形按摩方法正确	5分	3分	1分	
			指压式按摩方法正确	5分	3分	1分	
			螺旋形按摩方法正确	5分	3分	1分	

续表

操作步骤		分值	技术要求	评分等级			得分
				A	B	C	
手动挤乳 （74分）	手指的 正确位置	20分	产妇坐姿正确	5分	3分	1分	
			托住乳房姿势正确	5分	3分	1分	
			手指位置正确	10分	6分	2分	
	按压、 推挤	24分	挤压的区域正确	6分	4分	1分	
			按压方向正确	6分	4分	1分	
			推挤方向正确	6分	4分	1分	
			节奏合适	6分	4分	1分	
储存乳汁 （5分）		5分	倒入奶瓶内乳汁未滴漏	3分	2分	1分	
			盖紧瓶盖，置冰箱冷藏	2分	1分	0分	
整理 （4分）	整理	4分	整理用物	2分	1分	0分	
			消毒备用	2分	1分	0分	
综合评价 （10分）	操作质量	10分	操作熟练、规范，动作轻柔	5分	2分	1分	
			态度和蔼，体现爱心	2分	1分	0分	
			哺乳女性舒适无受伤	3分	2分	1分	
总分（100分）							

任务 5.3　吸奶器吸乳

当哺乳期女性因如生病、上班、与婴儿短暂分离、乳头皲裂等各种原因，暂时不能亲自给婴儿哺乳时，应及时挤出乳汁、排空乳房，防止乳汁越来越少，两侧乳房大小不一。

一、用物准备

毛巾、热水、乳垫、吸奶器、奶瓶。

二、操作步骤

表 5-5　吸奶器吸乳

操作步骤		操作方法	语　言
报告			评委老师好 用物准备完毕，请求开始
准备	环境	评估环境	屏风遮挡，温湿度适宜
	用物	奶瓶、储奶杯等物品提前消毒、烘干备用	所有物品已消毒
	产妇	（1）洗手 （2）温热毛巾清洁乳房	宝妈，把手洗干净 清洁乳房
热敷乳房		（1）温开水浸湿毛巾 （2）温热毛巾由乳头中心往乳晕方向环形擦拭，一侧15分钟，两侧轮流热敷	浸湿毛巾 来，热敷乳房，感觉怎样，温度合适吗？
吸奶器吸乳	手动吸奶器	（1）产妇取舒适位置坐好，身体稍向前倾 （2）将吸奶器的广口罩杯贴合乳房，使乳头在罩杯中心，紧贴周围皮肤，使其严密封闭 （3）拉开外筒或按压手柄或挤压橡皮球，挤压和放松反复数次，乳汁开始流出	产妇取适宜位置后，将吸奶器广口罩杯贴合乳房 手动挤压或电动调速，挤压和放松反复数次
	电动吸奶器	从最低速开始，逐渐升高挡速，直到调节至感觉最舒服的速度挡为止	
储存乳汁		（1）把吸奶器的容器部分拿下 （2）将乳汁倒入已清洁消毒的奶瓶内 （3）盖紧瓶盖，置冰箱冷藏	拿下容器 倒入清洁奶瓶 置于冰箱冷藏
整理		将所用物品清洁消毒备用	将所用物品清洁整理，摆放整齐
报告			报告评委老师，操作完毕

三、注意事项

1. 按照符合自身情况的吸力进行吸乳，在乳房和乳头有疼痛不适感的时候，应停止吸乳。

2. 每次使用吸奶器前应拆卸所有组件，用洗碗机或中性洗涤剂将其刷洗干净，不使用杀菌剂或去污剂。

3. 刷洗干净后放入蒸汽消毒器消毒或在沸水中煮5分钟。

四、评分标准

表 5-6　吸奶器吸乳评分表

操作步骤		分值	技术要求	评分等级			得分
				A	B	C	
准备 （12分）	环境	4分	保护产妇隐私	4分	2分	0分	
	用物	4分	奶瓶、储奶杯已消毒	2分	1分	0分	
			烘干备用	2分	1分	0分	
	产妇	4分	洗手	2分	1分	0分	
			清洁乳房	2分	1分	0分	
吸奶器 吸乳 （59分）	热敷乳房	10分	温开水浸湿毛巾	2分	1分	0分	
			热敷方向正确	5分	3分	1分	
			热敷时间正确	3分	2分	1分	
	吸出乳汁	49分	产妇坐姿正确	5分	3分	1分	
			吸奶器的广口罩杯贴合乳房	20分	12分	4分	
			手动吸奶动作正确，乳汁开始流出	12分	8分	4分	
			电动吸奶器从最低挡速开始，逐渐升高挡速	12分	8分	4分	
储存乳汁 （5分）		5分	倒入奶瓶内乳汁未滴漏	3分	2分	1分	
			盖紧瓶盖，置冰箱冷藏	2分	1分	0分	
整理 （4分）	整理	4分	整理用物	2分	1分	0分	
			消毒备用	2分	1分	0分	
综合评价 （20分）	操作质量	20分	操作熟练、规范，动作轻柔	5分	2分	1分	
			态度和蔼，体现爱心	2分	1分	0分	
			哺乳女性舒适无受伤	3分	2分	1分	
总分（100分）							

任务 5.4　哺乳用品使用

目前市面上哺乳用品多样，熟料掌握各种哺乳用品的使用，可帮助产妇度过哺乳初期因乳头皲裂、乳头短小等原因不能顺利哺乳的时期，增加母乳喂养成功的概率。

一、用物准备

人体模型、奶嘴头哺乳保护罩、硅橡胶乳头保护罩、乳头吸引器、卫生棉球。

二、操作步骤

表 5-7　哺乳用品使用

操作步骤		操作方法	语　言
报告			评委老师好 用物准备完毕，请求开始
准备	环境	评估环境	屏风遮挡，温湿度适宜
	用物	乳头保护罩、吸引器等物品提前消毒、烘干备用	所有物品已消毒
	操作者	洗手	双手洗净
实施	奶嘴头哺乳保护罩使用	（1）卫生棉球清洁乳头及乳晕 （2）将保护罩贴合于乳头上 （3）用手轻压保护罩四周让婴儿吸吮	清洁乳头及乳晕 将保护罩贴合于乳头 轻压保护罩四周
	硅橡胶乳头保护罩使用	（1）卫生棉球清洁乳头及乳晕 （2）把乳头保护罩置于乳头上用手压住，让婴儿吸吮	清洁乳头及乳晕 将保护罩置于乳头上用手压住，让婴儿吸吮
	乳头吸引器使用	（1）将吸引器帽放在乳头上 （2）挤压球形硅橡胶泵头部分	将吸引器帽放在乳头上 挤压球形硅橡胶泵头吸出乳头
整理		清洗用物，消毒备用	将所用物品清洁整理，摆放整齐
报告			报告评委老师，操作完毕

三、注意事项

1.使用乳头保护罩时，可提前将母乳挤入保护罩中让婴儿吸吮，让婴儿习惯使用。

2.使用乳头吸引器时，如吸引压力过大，可能会感觉疼痛，可通过增加挤压次数，温和地吸引出乳头，不要一次性吸出。

四、评分标准

表 5-8　哺乳用品使用评分表

操作步骤		分值	技术要求	评分等级			得分
				A	B	C	
准备（12分）	环境	4分	保护隐私	4分	2分	0分	
	用物	4分	清洁消毒	4分	2分	0分	
	操作者	4分	洗手	4分	2分	0分	
实施（64分）	奶嘴头哺乳保护罩使用	22分	清洁乳头乳晕正确	6分	4分	2分	
			提前挤入母乳	8分	5分	3分	
			贴合保护罩正确	8分	5分	3分	
	硅橡胶乳头保护罩使用	22分	清洁乳头乳晕正确	6分	4分	2分	
			提前挤入母乳	8分	5分	3分	
			贴合保护罩正确	8分	5分	3分	
	乳头吸引器使用	20分	吸引帽放置位置正确	10分	6分	2分	
			挤压泵头力度正确	10分	6分	2分	
整理（4分）	整理	4分	清洗用物	2分	1分	0分	
			消毒备用	2分	1分	0分	
综合评价（20分）	操作质量	20分	操作熟练、规范，动作轻柔	5分	2分	1分	
			态度和蔼，体现爱心	5分	2分	1分	
			婴儿安全	5分	2分	1分	
			产妇舒适	5分	2分	1分	
总分（100分）							

任务 5.5　婴幼儿餐具使用训练

随着婴儿发育的逐渐成熟，需要开始添加辅食以满足营养需求，这一过程通过正确引导、训练婴幼儿掌握不同餐具的使用，可以培养婴幼儿对食物的兴趣、自主进食的能力，锻炼其手眼协调能力，顺利完成食物的转换过渡并养成良好的饮食习惯。

一、用物准备

餐桌、餐椅、围嘴、碗、杯子、食物、勺子、叉子、筷子、纸巾等。

二、操作步骤

表 5-9 婴幼儿餐具使用训练

操作步骤		操作方法	语　言
报告			评委老师好 用物准备完毕，请求开始
准备	环境	评估环境	环境安全无干扰
	操作者	（1）洗手 （2）摆放餐桌、餐椅、餐具、食物	洗净双手 摆放食物
	婴儿	洗手、戴围嘴、坐在桌前	宝宝，戴上围嘴儿，坐好
训练	喂食	开始添加辅食起，使用小勺喂泥状食品	宝宝，来，吃××啦
	抓食	鼓励婴儿从7个月开始，自己手抓食物进食，形成自己吃饭的意识	宝宝，用手抓着吃，真好吃
	手指捏取食物	做用手拿着吃的食物，训练婴儿用拇指和食指拿东西	宝宝，来，用手指捏着××吃，真棒
	使用小勺	1周岁开始，训练使用勺子盛饭	宝宝用勺子吃饭了
	使用叉子	能使用勺子后，开始训练叉子的使用，能够叉准食物，并通过手腕的旋转将食物送进口中	我们用叉子来叉食物，叉中了，真棒
	使用筷子	1.5岁左右幼儿开始训练筷子，能够夹起食物	我们练习用筷子夹吃的了
	独自进食	2岁幼儿可自己进食，训练其自己拿杯子喝水	我们宝宝可以自己单独吃东西了，真能干
整理		撤去围嘴、擦净口角与双手 餐桌、餐椅、餐具擦拭、洗刷干净、摆放整齐	将所用物品清洁整理，摆放整齐
报告			报告评委老师，操作完毕

三、注意事项

1.每次进食时间控制在 20 ~ 30 分钟，在相对独立环境减少干扰。

2.定时进食，增加其饥饱分明的条件反射，有助于提高其食欲。

3.婴儿不能坐稳时可抱坐在大腿上喂食，7个月后应选择婴幼儿专用的餐桌椅和固定位置。

4.喂食时应吃一口、咽一口、喂一口，且在食物未咽下之前人员不得离开，以免发生意外。

5.注意培养婴幼儿不偏食、不挑食、细嚼慢咽的良好饮食习惯。

四、评分标准

表5-10 婴幼儿餐具使用训练评分表

操作步骤		分值	技术要求	评分等级			得分
				A	B	C	
准备（16分）	环境	4分	安全无干扰	4分	2分	0分	
	用物	6分	摆放餐桌、餐椅	2分	1分	0分	
			准备餐具	2分	1分	0分	
			摆放食物	2分	1分	0分	
	婴儿	6分	洗手	2分	1分	0分	
			戴围嘴	2分	1分	0分	
			坐在桌前	2分	1分	0分	
训练（56分）	喂食	8分	小勺喂食	4分	2分	1分	
			节奏适宜	4分	2分	1分	
	抓食	8分	帮助婴儿坐稳	4分	2分	1分	
			引导婴儿抓握食物	4分	2分	1分	
	手指捏取食物	8分	准备条状或粒状食物	4分	2分	1分	
			引导婴儿手指捏取食物	4分	2分	1分	
	使用小勺	8分	能用勺子盛饭	4分	2分	1分	
			顺利送至口中	4分	2分	1分	
	使用叉子	8分	引导婴儿叉准食物	4分	2分	1分	
			帮助其手腕旋转	2分	1分	0分	
			指导送至口中	2分	1分	0分	
	使用筷子	8分	引导婴儿夹起食物	4分	2分	1分	
			指导送至口中	4分	2分	1分	
	独自进食	8分	帮助幼儿独立吃饭	4分	2分	1分	
			引导其用杯子喝水	4分	2分	1分	

续表

操作步骤		分值	技术要求	评分等级			得分
				A	B	C	
整理（8分）	整理	8分	撤去围嘴	2分	1分	0分	
			擦净口角与双手	2分	1分	0分	
			用物洗净，摆放整齐	4分	2分	0分	
综合评价（20分）	操作质量	20分	操作熟练、规范，动作轻柔	5分	2分	1分	
			态度和蔼，体现爱心	5分	2分	1分	
			婴儿安全	5分	2分	1分	
			产妇舒适	5分	2分	1分	
总分（100分）							

任务 5.6　婴幼儿衣服、被褥消毒

家庭消毒对预防疾病的发生和传播十分重要。由于家庭环境、居室空气各不相同，季节变化导致的传染病种类也有所不同，掌握预防消毒知识、做好家庭预防与消毒十分必要。

一、用物准备

手套、口罩、隔离衣、自来水装置、婴幼儿衣服、被褥、浸泡容器、含氯消毒泡腾片等。

二、操作步骤

表 5-11　婴幼儿衣服、被褥消毒

操作步骤		操作方法	语　言
报告			评委老师好 用物准备完毕，请求开始
准备	用物	婴幼儿衣服、被褥、浸泡容器、含氯消毒泡腾片	
	操作者	戴手套、口罩、穿隔离衣	已做好防护工作
消毒	预防性消毒	（1）婴幼儿衣服、被褥打包 （2）高压蒸汽灭菌消毒备用	衣物打包 高压蒸汽灭菌消毒

续表

操作步骤		操作方法	语 言
消毒	特殊消毒	（1）婴幼儿衣服、被褥放入含有效氯浓度为 2 000 mg/L 的消毒液中，浸泡 30 分钟 （2）清洁后打包，高压蒸汽灭菌备用	该法对有传染病、皮肤病、母体有性病患儿的衣物
整理		消毒后衣物晒干、收起 整理物品、摆放整齐	将所用物品清洁整理，摆放整齐
报告			报告评委老师，操作完毕

三、注意事项

1. 凡有条件并适合热力灭菌消毒的，尽量采用热力灭菌消毒。

2. 配制含氯消毒液要求浓度准确，保证浸泡时间。

四、评分标准

表 5-12　婴幼儿衣服、被褥消毒评分表

操作步骤		分值	技术要求	评分等级			得分
				A	B	C	
准备 （12分）	用物	6分	婴幼儿衣服、被褥	2分	1分	0分	
			浸泡容器	2分	1分	0分	
			含氯消毒泡腾片	2分	1分	0分	
	操作者	6分	戴手套	2分	1分	0分	
			口罩	2分	1分	0分	
			穿隔离衣	2分	1分	1分	
消毒 （69分）	预防性消毒	24分	衣服、被褥打包	12分	8分	4分	
			高压蒸汽灭菌消毒	12分	8分	4分	
	特殊消毒	45分	配制含氯消毒液浓度正确	15分	10分	5分	
			衣服、被褥浸泡时间充足	15分	10分	5分	
			高压蒸汽灭菌	15分	10分	5分	
整理 （4分）	整理	4分	衣物晒干、收起	2分	1分	0分	
			整理物品	2分	1分	0分	
综合评价 （15分）	操作质量	15分	操作熟练、规范，动作轻柔	5分	2分	1分	
			态度和蔼，体现爱心	5分	2分	1分	
			婴儿安全	5分	2分	1分	
总分（100分）							

任务 5.7　患病婴儿呕吐物、排泄物消毒

消化道传染病主要通过患者的排泄物，如呕吐物、粪便等传播，属于病从口入的疾病。病原体随排泄物排出患者或携带者体外，经过生活接触污染手、水、食品和食具后进入体内而感染。掌握预防消毒知识，做好家庭预防与消毒十分必要。

一、用物准备

手套、口罩、隔离衣、浸泡容器、漂白粉、量杯、水、搅拌棒、食具、带盖便盆。

二、操作步骤

表 5-13　患病婴儿呕吐物、排泄物消毒

操作步骤		操作方法	语　言
报告			评委老师好 用物准备完毕，请求开始
准备	用物	备齐浸泡容器、漂白粉、量杯、水、搅拌棒、食具、带盖便盆	
	操作者	戴手套、口罩、穿隔离衣	已做好防护工作
消毒	配制消毒液	（1）用量杯在浸泡容器内放置 2 000 ～ 4 000 mL 清水 （2）根据水量计算漂白粉用量并放入清水中（浓度 20%） （3）用搅拌棒搅拌使漂白粉溶解	准备水 2 000 ～ 4 000 mL 加入适量漂白粉 搅拌均匀
	固体排泄物处理	（1）在带盖的便器中用 2 倍于固体排泄物量的漂白粉消毒液与之搅匀 （2）加盖作用 2 小时后倒入冲水马桶 （3）冲洗马桶	加 2 倍量的消毒液，搅匀 加盖 2 小时，冲入马桶 冲洗马桶
	液体排泄物处理	（1）在带盖的便器中用 1/5 于液体排泄物量的漂白粉消毒液与之搅匀 （2）加盖作用 2 小时后倒入冲水马桶 （3）冲洗马桶	加 1/5 量的消毒液，搅匀 加盖 2 小时，冲入马桶 冲洗马桶
	污染器具处理	（1）便器用浓度 1 000 mg/L 的含氯消毒液浸泡 30 分钟后清洗，晾干备用 （2）食具煮沸 30 分钟后再清洗，晾干备用	便器浸泡消毒 30 分钟 食具煮沸消毒 30 分钟
整理		消毒后物品清洗 清理物品、摆放整齐	将所用物品清洁整理，摆放整齐
报告			报告评委老师，操作完毕

三、注意事项

1. 配制漂白粉浓度应根据排泄物形态及量调整。

2. 加盖作用时间充足，让消毒液可充分发挥作用。

3. 消毒药液使用结束应防潮、避光、密封储存，不得暴露摆放。

四、评分标准

表 5-14　患病婴儿呕吐物、排泄物消毒评分表

操作步骤		分值	技术要求	评分等级			得分
				A	B	C	
准备 （14分）	用物	8分	浸泡容器	2分	1分	0分	
			漂白粉	2分	1分	0分	
			量杯、搅拌棒	2分	1分	0分	
			食具、带盖便盆	2分	1分	0分	
	操作者	6分	戴手套	2分	1分	0分	
			口罩	2分	1分	0分	
			穿隔离衣	2分	1分	0分	
消毒 （64分）	配制消毒液	16分	量杯取水准确	6分	4分	2分	
			漂白粉用量准确	6分	4分	2分	
			搅拌溶解	4分	2分	0分	
	固体排泄物 处理	16分	漂白粉用量准确	6分	3分	1分	
			搅拌均匀	5分	3分	1分	
			加盖作用时间足够	5分	3分	1分	
	液体排泄物 处理	16分	漂白粉用量准确	6分	3分	1分	
			搅拌均匀	5分	3分	1分	
			加盖作用时间足够	5分	3分	1分	
	污染器具 处理	16分	便器处理	8分	5分	3分	
			食具处理	8分	5分	3分	
整理 （7分）	整理	7分	清洁用物	3分	2分	0分	
			放置消毒液	2分	1分	0分	
			整理物品	2分	1分	0分	

续表

操作步骤	分值	技术要求	评分等级			得分
			A	B	C	
综合评价（15分）	操作质量 15分	操作熟练、规范，动作轻柔	5分	2分	1分	
		态度和蔼，体现爱心	5分	2分	1分	
		婴儿安全	5分	2分	1分	
总分（100分）						

任务 5.8 患病婴儿便器消毒

患传染病的婴儿排泄物携带病原体，接触了患儿便器后需对便器进行消毒处理，切断传播途径。

一、用物准备

手套、口罩、隔离衣、消毒浸泡容器、量杯、水、含氯消毒泡腾片、搅拌棒、便盆、便盆刷等。

二、操作步骤

表 5-15 患病婴儿便器消毒

操作步骤		操作方法	语 言
报告			评委老师好 用物准备完毕，请求开始
准备	用物	备齐浸泡容器、量杯、水、含氯消毒泡腾片、搅拌棒、便盆、便盆刷	
	操作者	戴手套、口罩、穿隔离衣	已做好防护工作
消毒	配制消毒液	（1）用量杯在浸泡容器内放置2 000 ～ 4 000 mL 清水 （2）根据水量计算含氯消毒泡腾片用量（每片含有效氯500 mg），并放入清水中（浓度2 000 ～ 4 000 mg/L） （3）用搅拌棒搅拌使含氯消毒泡腾片溶解	准备水2 000 ～ 4 000 mL 加入含氯泡腾片，浓度2 000 ～ 4 000 mg/L 搅拌均匀

续表

操作步骤		操作方法	语　言
消毒	便器处理	（1）倒掉便器中排泄物，排泄物经消毒处理后倒入冲水马桶 （2）便器浸没在配制好的有效氯2 000 mg/L浓度的消毒液中，浸泡30分钟后取出 （3）在流水下用便盆刷清洗便器 （4）便器晾干后备用	倒掉已消毒的排泄物 浸泡在消毒液中30分钟 冲洗便盆 晾干
整理		清洗物品、摆放整齐	将所用物品清洁整理，摆放整齐
报告			报告评委老师，操作完毕

三、注意事项

1. 根据水量计算消毒液用量。

2. 浸泡时间充足，让消毒液可充分发挥作用。

四、评分标准

表 5-16　患病婴儿呕吐物、排泄物消毒评分表

操作步骤		分值	技术要求	评分等级			得分
				A	B	C	
准备 （14分）	用物	8分	浸泡容器	2分	1分	0分	
			含氯消毒泡腾片	2分	1分	0分	
			量杯、搅拌棒	2分	1分	0分	
			便盆、便盆刷	2分	1分	0分	
	操作者	6分	戴手套	2分	1分	0分	
			口罩	2分	1分	0分	
			穿隔离衣	2分	1分	0分	
消毒 （67分）	配制消毒液	25分	量杯取水准确	8分	5分	2分	
			含氯消毒泡腾片用量准确	10分	6分	2分	
			搅拌溶解	7分	4分	2分	

续表

操作步骤		分值	技术要求	评分等级			得分
				A	B	C	
消毒 （67分）	便器处理	42分	倒掉并消毒处理排泄物	5分	2分	1分	
			消毒液浸没便器	15分	10分	5分	
			浸泡30分钟取出	10分	6分	2分	
			流水清洗便器	12分	8分	3分	
整理 （4分）	整理	4分	清洁用物	2分	1分	0分	
			整理物品	2分	1分	0分	
综合评价 （15分）	操作质量	15分	操作熟练、规范	5分	2分	1分	
			动作轻柔	5分	2分	1分	
			态度和蔼，体现爱心	5分	2分	1分	
总分（100分）							

单元测试 5

1. 婴儿喂养不足会出现（　　）症状。

A. 便秘、入睡困难、增重不足等

B. 便秘、烦躁不安、厌食等

C. 入睡困难、拒绝进食、体重不增等

D. 不停哭闹、增重不足、拒绝进食等

2. 人工喂养的婴儿易发生便秘，主要原因是（　　）。

A. 食物过杂　　　　　　　　B. 饮水过少

C. 食物温度偏高　　　　　　D. 食物中蛋白质含量过低

3. 人工喂养的新生儿在（　　）需要补充喝水。

A. 喂奶前　　　　　　　　　B. 喂奶后

C. 两次喂奶之间　　　　　　D. 随时

4. 关于新鲜母乳的储存方法，下列说法错误的是（　　）。

A. 25 ℃室温下保存 4 小时　　　B. 15 ~ 25 ℃室温下保存 8 小时

C. 15 ℃以下保存 24 小时　　　　D. 37 ℃以上保存 2 小时

5. 下列不属于控制传染病流行的环节是（　　）。

    A. 管理传染病患者   B. 切断传播途径

    C. 避免出门接触外界   D. 保护易感人群

（张茜）

项目 6 教育训练

任务 6.1 婴儿被动操（42 天～6 个月）

婴儿被动运动是促进身心发展的好方法，不但可以增强宝宝的血液循环及呼吸功能，使骨骼和肌肉得到锻炼，还能增强食欲和机体的抵抗力，提高宝宝对外界自然环境的适应能力，促进动作发展，使其变得更加灵敏、肌肉更发达，同时可促进宝宝神经、心理的发展。

一、用物准备

婴儿模型、毛巾毯。

二、操作步骤

表 6-1 婴儿被动操（42 天～6 个月）

操作步骤		操作方法	语 言
报告			评委老师好 用物准备完毕，请求开始
准备	环境	评估环境	室内空气新鲜，温度 25 ℃左右

166

续表

操作步骤		操作方法	语　言
准备	操作者	（1）束起头发 （2）修剪指甲 （3）脱去首饰 （4）洗手 （5）润肤油	束起头发 指甲已修剪 无饰品 洗手液，有效期内 双手已抹润肤油，并已互相搓揉，温暖双手
	婴儿	脱去外衣，处理大小便	宝宝外衣已脱，大小便已处理
	准备运动	（1）婴儿仰卧，护理人员双手握住婴儿双手腕向上轻轻抓握，按摩 4 下至肩部 （2）由踝关节轻轻按摩 4 下至大腿根部 （3）由胸部自内向外打圈按摩至腹部 每个动作重复 4～6 次	宝宝躺好 按摩一下手臂 按摩一下大腿 按摩胸腹部 宝宝肌肉放松了
做操	扩胸运动	（1）预备姿势：婴儿仰卧，护理人员站在婴儿足后位置，把拇指放在婴儿掌心让婴儿握住，然后轻轻握住婴儿双手（大手握小手） （2）将婴儿双臂向体侧外平展，与身体呈 90°，使上肢与躯干呈"十"字形，掌心向上 （3）将婴儿双手拉至胸前交叉，之后再慢慢打开，还原到大手握小手状态 （4）重复 4 个八拍	宝宝我们现在开始做操了 来，大手握小手，一、二，握住宝宝的小手了 三、四，双手展开，掌心向上 五、六，胸前交叉 七、八，打开还原 重复 4 个八拍
	屈肘运动	（1）预备姿势：同扩胸运动 （2）将婴儿右侧小臂轻轻向上弯曲，使小手尽量接近耳旁；将右侧小臂伸直还原 （3）将婴儿左侧小臂轻轻向上弯曲，然后还原 （4）左右轮换 4 个八拍	右手弯曲，靠近小耳朵 还原 左手弯曲，靠近小耳朵 还原 重复 4 个八拍
	肩关节运动	（1）预备姿势：同扩胸运动 （2）握住婴儿右手把胳膊拉直，以婴儿的肩关节为轴心，贴近婴儿身体由内向外环形旋转肩部一周，还原（四拍） （3）握住婴儿左手把胳膊拉直，以婴儿的肩关节为轴心，贴近婴儿身体由内向外环形旋转肩部一周，还原（四拍） （4）重复 4 个八拍	来动一动宝宝的小肩膀 右手，一、二、三、四 左手，一、二、三、四 重复 4 个八拍
	上举运动	（1）预备姿势：同扩胸运动 （2）婴儿双臂向体侧外平展，与身体呈 90°，使上肢与躯干呈"十"字形；双手向前平伸，掌心相对 （3）以肩关节为轴心，双手上举婴儿双臂过头顶，掌心向上，还原至身体两侧 （4）重复 4 个八拍	现在我们开始上举了 一、二，双臂平展， 三、四，双手向前，掌心相对 五、六，双手举过头顶 七、八，还原 重复 4 个八拍

续表

操作步骤		操作方法	语 言
做操	踝关节运动	（1）预备姿势：婴儿仰卧，母婴护理人员的左手托住婴儿右脚踝骨，右手握住婴儿右足前掌 （2）将婴儿的脚尖向上屈收踝关节，脚尖向下伸展踝关节 （3）换婴儿左脚，做同样动作 （4）每只脚做1个八拍换另一侧，重复做4个八拍	托住宝宝右脚跟，动一动宝宝的小脚踝 一、二，收脚踝；三、四，伸脚踝； 重复五、六、七、八 来，换左脚了。一、二、三、四、五、六、七、八 重复4个八拍
	屈膝运动	（1）预备姿势：婴儿仰卧，双腿伸直平放 （2）先弯曲婴儿右腿，使婴儿的大腿面尽量贴近腹部，伸直右腿 （3）左侧重复 （4）重复4个八拍	现在我们开始蹬自行车了哦 先弯曲右腿，一、二、三、四，伸直，再来，五、六、七、八 左腿，一、二、三、四、五、六、七、八 重复4个八拍
	抬臀运动	（1）预备姿势：婴儿仰卧，双腿伸直平放 （2）护理人员双手同时握住婴儿膝盖，将婴儿双腿伸直并拢，慢慢上举至90°（四拍） （3）慢慢还原（四拍） （4）重复4个八拍	握住宝宝的膝盖慢慢向上举，一、二、三、四 慢慢还原，五、六、七、八 重复4个八拍
	侧身运动	（1）预备姿势：婴儿仰卧并腿，双臂屈曲放在胸腹前 （2）护理人员左手轻轻握住婴儿双手放在婴儿胸前，右手扶在婴儿左肩由仰卧位转为右侧卧位（四拍），慢慢还原（四拍） （3）将婴儿从仰卧位转为左侧卧位，然后还原 （4）重复4个八拍	最后给宝宝来烙煎饼咯 握住小手，扶住肩部 一、二、三、四，翻向右边 五、六、七、八，还原 一、二、三、四，翻向左边 五、六、七、八，还原 重复4个八拍
整理		让婴儿躺好休息，所有物品清理、摆放整齐	
报告			报告评委老师，操作完毕

三、注意事项

1. 给宝宝做被动操时应在喂奶1小时后进行，可以避免运动中吐奶。

2. 锻炼时宝宝衣服不能过紧，要穿宽松舒适的衣裤。

3. 做运动时尽量选择宝宝情绪高、开心的时候，避免引起宝宝的反感。

4. 每天做1~2次，循序渐进，不宜大幅度、高强度训练。

5. 做操时注意动作轻柔，力度不要过大。

四、评分标准

表 6-2　婴儿被动操（42 天～6 个月）评分表

操作步骤		分值	技术要求	评分等级			得分
				A	B	C	
准备（17 分）	环境	5 分	环境合适，平躺地点舒适平坦并铺好毛巾毯	5 分	3 分	1 分	
	用物	3 分	物品齐全，放置合理	3 分	1 分	0 分	
	操作者	6 分	着装规范	3 分	1 分	0 分	
			洗手顺序、方法正确	3 分	1 分	0 分	
	婴儿	3 分	处理大小便，衣着宽松舒适	2 分	1 分	0 分	
做操（64 分）	扩胸运动	8 分	动作轻柔舒缓有节奏	8 分	4 分	1 分	
	屈肘运动	8 分	动作轻柔舒缓有节奏	8 分	4 分	1 分	
	肩关节运动	8 分	动作轻柔舒缓有节奏	8 分	4 分	1 分	
	上举运动	8 分	动作轻柔舒缓有节奏	8 分	4 分	1 分	
	踝关节运动	8 分	动作轻柔舒缓有节奏	8 分	4 分	1 分	
	屈膝运动	8 分	动作轻柔舒缓有节奏	8 分	4 分	1 分	
	抬臀运动	8 分	动作轻柔舒缓有节奏	8 分	4 分	1 分	
	侧身运动	8 分	动作轻柔舒缓有节奏	8 分	4 分	1 分	
整理（7 分）	整理	2 分	毛巾毯整理放置好	2 分	1 分	0 分	
	洗手	3 分	洗手步骤、方法正确	3 分	1 分	0 分	
	取口罩	2 分	取口罩方法正确	2 分	0 分	0 分	
综合评价（12 分）	操作质量	4 分	操作熟练、规范，动作轻柔	4 分	2 分	1 分	
		4 分	态度和蔼，体现爱心	4 分	2 分	1 分	
		4 分	婴儿安全、舒适	4 分	2 分	1 分	
总分（100 分）							

任务 6.2　婴儿主被动操（7 ～ 12 个月）

婴儿主被动操能够根据婴儿动作发展水平，对婴儿进行粗大动作训练。

一、用物准备

婴儿模型、轻音乐、玩具。

二、操作步骤

表 6-3　婴儿主被动操（7 ～ 12 个月）

操作步骤		操作方法	语　言
报告			评委老师好 用物准备完毕，请求开始
准备	环境	评估环境	室内空气新鲜，温度 25 ℃左右
	用物	婴儿日常玩耍的玩具、轻音乐	玩具、音乐已准备好
	操作者	（1）束起头发 （2）修剪指甲 （3）脱去首饰 （4）洗手	束起头发 指甲已修剪 无饰品 洗手液，有效期内
	婴儿	脱去外衣，更换尿不湿	宝宝外衣已脱，尿不湿已更换
做操	起坐运动	（1）预备姿势：婴儿仰卧 （2）护理人员双手握住婴儿双手，或用右手握住婴儿左手，左手按住其双膝。双手距离与肩同宽 （3）轻轻拉引婴儿使其背部离开床面，让婴儿自己用力坐起来 （4）再让婴儿由坐恢复至仰卧	宝宝躺好 握住宝宝的手 宝贝我们现在准备坐起来了哦，慢慢起来 慢慢躺下，再来
	起立运动	（1）预备姿势：婴儿俯卧 （2）母婴护理人员双手托住婴儿双臂或手腕 （3）护理人员牵引婴儿俯卧跪直、起立或直接站起 （4）再让婴儿由跪坐恢复至俯卧	宝宝趴着 托住宝宝的手 宝宝准备站起来啦，慢慢起来，宝宝，慢慢趴下 再来
	提腿运动	（1）预备姿势：婴儿俯卧，双手放在胸前，两肘支撑身体 （2）护理人员双手握住婴儿两足踝部 （3）将婴儿双腿向上抬起成推车状；随月龄增大，可让婴儿双手支持起头部 （4）还原至预备姿势状态	宝宝趴着，两手放好 握住宝宝足踝 抬起宝宝的腿，宝宝真棒 放下来，休息一会儿，再来

续表

操作步骤		操作方法	语言
做操	弯腰运动	（1）预备姿势：婴儿与护理人员同向站立 （2）护理人员左手扶住婴儿两膝，右手扶住婴儿腹部，在婴儿前方放一玩具 （3）让婴儿弯腰前倾，捡起前方玩具 （4）恢复原样呈直立状态	宝宝站好 从后面扶住宝宝的膝和腹。宝宝看到地上的玩具没？ 让我们捡起来吧，真棒 站起来。再来
	挺胸运动	（1）预备姿势：婴儿俯卧，双手向前伸出 （2）护理人员双手托住婴儿肩臂 （3）轻轻使婴儿上体抬起并挺胸，腹部不离开床面 （4）轻轻使婴儿还原成预备姿势	宝宝，来，趴着，双手向前 托住肩臂 宝宝，慢慢抬起来。开飞机哦，"呜" 慢慢趴下。再来
	转体、翻身运动	（1）预备姿势：婴儿仰卧，双臂屈曲放在胸前 （2）护理人员左手扶婴儿胸部，右手垫于婴儿背部 （3）轻轻地将婴儿从仰卧位转为右侧卧位 （4）再将婴儿从右侧卧位转成俯卧位 （5）再由俯卧位还原为仰卧位 （6）第二个八拍动作相同，方向相反	把宝宝的手放在胸前 宝宝我们来烙煎饼好吗？ 来，右边，转 趴下啦 又转回来，躺平啦 左边，转，趴下啦，又转回来，躺平啦
	跳跃运动	（1）预备姿势：护理人员与婴儿面对面 （2）双手扶住其腋下站立 （3）扶起婴儿使足离开床面，同时说："跳！跳！"婴儿做跳跃运动前，以足前掌接触床面为宜	扶住宝宝，站立 现在我们来青蛙跳了哦，准备"跳！跳！"
	扶走运动	（1）预备姿势：婴儿站立 （2）护理人员站在婴儿背后，扶住婴儿腋下或手臂 （3）扶起婴儿教其左右脚轮流跨出，学开步行走	来，宝宝，站好啰 看到爸爸没？我们走过去好不好？来"1、2、1"
整理		让婴儿躺好休息，所有物品清理、摆放整齐	
报告			报告评委老师，操作完毕

三、注意事项

1.给宝宝做主被动操时应在喂奶1小时后进行，这样可以避免运动中吐奶。

2.锻炼时宝宝衣服不能过紧，要穿宽松舒适的衣裤。

3.做运动时尽量选择宝宝情绪高、开心的时候，避免引起宝宝的反感。

4.每天做1～2次，循序渐进，不宜大幅度、高强度训练。

5.每节2个八拍，做操时注意动作轻柔，力度不要过大。

四、评分标准

表 6-4　婴儿主被动操（7 ～ 12 个月）评分表

操作步骤		分值	技术要求	评分等级			得分
				A	B	C	
准备 （17分）	环境	5分	环境合适，温度适宜	5分	3分	1分	
	用物	3分	玩具放置规范	3分	1分	0分	
	操作者	6分	着装规范	3分	1分	0分	
			洗手顺序、方法正确	3分	1分	0分	
	婴儿	3分	处理大小便，衣着宽松舒适	2分	1分	0分	
做操 （64分）	起坐运动	8分	动作轻柔，避免拉伤手臂	8分	4分	1分	
	起立运动	8分	动作轻柔缓慢	8分	4分	1分	
	提腿运动	8分	动作轻柔，幅度不宜过大	8分	4分	1分	
	弯腰运动	8分	动作缓慢	8分	4分	1分	
	挺胸运动	8分	动作轻柔，幅度不宜过大	8分	4分	1分	
	转体、翻身 运动	8分	动作轻柔缓慢，避免压伤手臂	8分	4分	1分	
	跳跃运动	8分	动作幅度不宜过大，有节奏	8分	4分	1分	
	扶走运动	8分	动作缓慢有节奏	8分	4分	1分	
整理 （5分）	整理	2分	玩具整理放置好	2分	1分	0分	
	洗手	3分	洗手步骤、方法正确	3分	1分	0分	
综合评价 （14分）	操作质量	6分	操作熟练、规范，动作轻柔	6分	4分	1分	
		4分	态度和蔼，体现爱心	4分	2分	1分	
		4分	婴儿安全、舒适	4分	2分	1分	
总分（100分）							

任务 6.3　婴儿手指操

婴儿手指操可以根据婴儿动作发展水平，对其进行精细动作训练。

一、用品准备

音乐、儿歌、游戏道具。

二、操作步骤

表 6-5　婴儿手指操

操作步骤		操作方法	语　言
报告			评委老师好 用物准备完毕，请求开始
准备	环境	评估环境	可以在室内，也可以在室外进行
	用物	音乐、儿歌、游戏道具	根据手指操内容选择音乐、儿歌，准备游戏道具
	操作者	（1）束起头发 （2）修剪指甲 （3）脱去首饰 （4）洗手	束起头发 指甲已修剪 无饰品 洗手液，有效期内
	婴儿	露出小手、更换尿不湿	尿不湿已更换
做操	"爸爸、妈妈，瞧一瞧"（6个月以下）	练习方法：婴儿配合儿歌模仿成人做动作 （1）"爸爸瞧"：左手从背后伸出，张开手指挥动 （2）"妈妈看"：右手从背后伸出，张开手指挥动 （3）"宝宝的小手真好看"：双手一起摇动 （4）"爸爸瞧"：闭合左手，往背后收 （5）"妈妈看"：闭合右手，往背后收 （6）"宝宝的小手看不见"：双手都放在背后了 （7）"爸爸、妈妈，快来看"：手继续放在背后不动 （8）"宝宝的小手又出现"：双手从背后又拿出来，鼓励婴儿在伸出手的时候将五指用力张开	爸爸瞧 妈妈看 宝宝的小手真好看 爸爸瞧 妈妈看 宝宝的小手看不见 爸爸、妈妈，快来看 宝宝的小手又出现

续表

操作步骤		操作方法	语 言
做操	"小手拍拍"（7～12个月）	练习方法：配合儿歌做运动 （1）"小手拍拍"：两只手掌对拍 （2）"手指伸出来"：伸出左右手，摆动 （3）"眼睛在哪里"：左右手，摆动 （4）"眼睛在这里"：右手握拳，伸出食指指向右眼；左手握拳，伸出食指指向左眼 （5）"用手指出来"：两手食指同时指向双眼 可以重复句式，分别指不同部位：鼻子、嘴巴、耳朵等	小手拍拍，小手拍拍 手指伸出来，手指伸出来 眼睛在哪里？眼睛在哪里？ 眼睛在这里，眼睛在这里 用手指出来，用手指出来
整理		让婴儿躺好休息，所有物品清理、摆放整齐	
报告			报告评委老师，操作完毕

三、注意事项

1.锻炼时宝宝衣服不能过紧，要穿宽松舒适的衣裤。

2.做运动时尽量选择宝宝情绪高、开心的时候，避免引起宝宝的反感。

3.做操时注意动作轻柔，力度不要过大。

四、评分标准

表6-6　婴儿手指操评分表

操作步骤		分值	技术要求	评分等级			得分
				A	B	C	
准备（17分）	环境	5分	环境合适，平躺地点舒适平坦并铺好毛巾毯	5分	3分	1分	
	用物	3分	物品齐全，放置合理	3分	1分	0分	
	操作者	6分	着装规范	3分	1分	0分	
			洗手顺序、方法正确	3分	1分	0分	
	婴儿	3分	处理大小便，衣着宽松舒适	2分	1分	0分	
做操（64分）	爸爸、妈妈瞧一瞧	32分	动作轻柔欢快有节奏，表情生动	32分	16分	4分	
	小手拍一拍	32分	动作轻柔欢快有节奏，表情生动	32分	16分	4分	
整理（7分）	整理	3分	音乐玩具整理放置好	3分	1分	0分	
	洗手	4分	洗手步骤、方法正确	4分	1分	0分	

操作步骤		分值	技术要求	评分等级			得分
				A	B	C	
综合评价 （12分）	操作质量	4分	操作熟练、规范，动作轻柔	4分	2分	1分	
		4分	态度和蔼，体现爱心	4分	2分	1分	
		4分	婴儿安全、舒适	4分	2分	1分	
总分（100分）							

任务 6.4 幼儿模仿操（1.5～3岁）

1.5～3岁的幼儿模仿能力强，好学好动，对各种游戏、儿歌和体育活动有浓厚的兴趣。幼儿模仿操是一款针对幼儿设计的操，主要是配合简单的儿歌让小儿模仿做一些动作，比较容易掌握，幼儿模仿操不但可训练小儿的各种动作，培养小儿的独立生活能力，同时还可发展小儿的想象力、思维能力和语言能力。

一、用物准备

音响、小鸭（或小猫、袋鼠、小兔、乌龟、小马）的头饰和图片。

二、操作步骤

表 6-7 幼儿模仿操（1.5～3岁）

操作步骤		操作方法	语 言
报告			评委老师好 用物准备完毕，请求开始
准备	环境	评估环境	环境宽敞明亮，温湿度适宜
	操作者	（1）服装合适 （2）脱去首饰 （3）束起头发 （4）佩戴小鸭头饰吸引幼儿注意	服装合适 无饰品 束起头发 已佩戴小鸭头饰
	婴儿	穿合适的运动鞋	宝宝已穿运动鞋
做操	打开音响	检查电源，打开开关	打开音响，调节好音量

续表

操作步骤		操作方法	语　言
做操	与幼儿念歌谣	乌龟走路，慢吞吞 小猫走路，静悄悄 袋鼠走路，蹦呀蹦 小兔走路，跳呀跳 小鸭走路，摆呀摆 小马走路，最爱跑	乌龟走路，慢吞吞 小猫走路，静悄悄 袋鼠走路，蹦呀蹦 小兔走路，跳呀跳 小鸭走路，摆呀摆 小马走路，最爱跑
	展示图片	拿出小鸭图片，向幼儿展示	宝宝，看，这是可爱的小鸭子
	戴头饰	拿出小鸭头饰给幼儿戴上	宝宝，我们把可爱的小鸭子发饰戴好，小鸭子就要走咯
	模仿小鸭走路	模仿小鸭子走路，发出嘎嘎声，双上肢伴随身体左右摇摆，一边说："小鸭走路，摆呀摆。"	小鸭走路，摆呀摆，嘎嘎嘎
	幼儿模仿	一边做动作，一边让幼儿模仿	宝宝跟着做，小鸭子摆呀摆
	依次模仿	依次模仿乌龟、小猫、小兔、小马	
整理		（1）取下幼儿头饰，让幼儿休息 （2）整理物品，摆放整齐	宝宝，我们现在要取下头饰，把小鸭放回家休息了，你也要休息了哟 物品已整理好
报告			报告评委老师，操作完毕

三、注意事项

1. 播放儿歌音量要合适，同时要以轻快活泼的语调与幼儿念儿歌。

2. 小鸭头饰要颜色鲜艳，足够吸引幼儿；模仿鸭步注意形象逼真、富有童趣。

3. 仔细观察幼儿模仿，根据幼儿模仿情况适当调整做动作的快慢。

四、评分标准

表 6-8　幼儿模仿操（1.5～3 岁）评分表

操作步骤		分值	技术要求	评分等级			得分
				A	B	C	
准备 （14 分）	环境	2分	环境合适	2分	1分	0分	
	用物	2分	物品齐全，放置合理	2分	1分	0分	
	操作者	5分	着装规范	3分	1分	0分	
			佩戴小鸭头饰	2分	1分	0分	

操作步骤		分值	技术要求	评分等级			得分
				A	B	C	
准备 （14分）	婴儿	5分	穿好合适的鞋子	5分	2分	1分	
操作 （62分）	开音响	4分	放儿歌，调整音量	4分	2分	1分	
	与幼儿念 儿歌	13分	语调轻快活泼	13分	5分	2分	
	展示图片	8分	按要求展示	8分	3分	1分	
	戴头饰	8分	动作轻柔，位置合适	8分	3分	1分	
	模仿小鸭 走路	16分	动作灵活	8分	3分	1分	
			逼真	8分	3分	1分	
	观察幼儿 模仿	13分	观察仔细，并有相应调整动作快慢 的行为	13分	8分	5分	
整理 （7分）	整理	2分	用物处理符合要求	2分	1分	0分	
	取头饰	2分	按要求取下	2分	1分	0分	
	安置幼儿	3分	按要求安置幼儿	3分	1分	0分	
综合评价 （17分）	操作质量	17分	操作熟练、规范，动作轻柔	5分	2分	1分	
			生动活泼，富有童趣	5分	2分	1分	
			幼儿愉悦，动作还原度高	5分	2分	1分	
			按时完成	2分	1分	0分	
总分（100分）							

任务 6.5 幼儿语言训练（1～3岁）

1～3岁是幼儿语言发育的高峰期，在这个阶段要注意多陪伴孩子，多跟孩子说话，平时要多锻炼孩子的语言能力，要让孩子多说话、勇于说话，这是最好的锻炼孩子口语的方法。根据幼儿语言发育水平，选择适宜的语言训练方式，如益智游戏、听说游戏等，通过互动交流，引导幼儿开口说话，促进语言发育。对于语言发育异常的幼儿，则需要专业的语言训练进行干预。

一、用物准备

餐桌、盘子（碗）、筷子、鸡蛋饼。

二、操作步骤

表 6-9　幼儿语言训练（1 ~ 3 岁）（听说游戏）

操作步骤		操作方法	语　言
报告			评委老师好 用物准备完毕，请求开始
准备	环境	评估环境	环境宽敞明亮，温湿度适宜
	操作者	（1）束起头发 （2）修剪指甲 （3）脱去首饰 （4）洗手 （5）营造吃饭场景	束起头发 指甲已修剪 无饰品 洗净双手 摆好餐桌，盘子、筷子，将鸡蛋饼放入盘中
	幼儿	洗手	宝宝已洗手
训练	吸引注意	将幼儿带至餐桌前，对宝宝夸张地说："哇，今天阿姨给宝宝做了鸡蛋饼呀！"	哇，今天阿姨给宝宝做了鸡蛋饼呀
	概念建立	对幼儿注意到鸡蛋饼后，对幼儿说："宝宝，这是鸡蛋饼： （1）用眼睛看一看，黄色的，圆形的。 （2）用鼻子闻一闻，是鸡蛋的气味。 （3）来再用舌头舔一舔，香香的味道。 （4）用你的小牙咬一咬，软软的。"	用眼睛看一看，黄色的，圆形的 用鼻子闻一闻，是鸡蛋的气味 来再用舌头舔一舔，香香的味道 用你的小牙咬一咬，软软的
	互动	待幼儿熟悉鸡蛋饼后： （1）对幼儿说："宝宝，这是鸡蛋饼。宝宝，这是什么？" （2）和宝宝一起回答"鸡蛋饼。" （3）鼓励宝宝 （4）与幼儿再重复一遍问答	宝宝，这是鸡蛋饼。宝宝，这是什么？ 鸡蛋饼 宝宝，这是鸡蛋饼 宝宝，这是什么？鸡蛋饼
	其他互动	根据幼儿的水平，依次再进行： "什么颜色？黄色的。" "什么形状？圆形的。" "什么气味？鸡蛋味。" "什么味道？香香的。"	"什么颜色？黄色的。" "什么形状？圆形的。" "什么气味？鸡蛋味。" "什么味道？香香的。"
整理		（1）整理餐桌、盘子、筷子、鸡蛋饼 （2）洗手 （3）安置幼儿	整理用物 已洗手 嘱幼儿休息
报告			报告评委老师，操作完毕

三、注意事项

1.眼睛尽量与宝宝对视，以增进情感交流。

2.语气要夸张，有童趣。

3.每次幼儿回答后均要给予一定鼓励，让幼儿有愉悦感。

四、评分标准

表6-10　幼儿语言训练（1～3岁）（听说游戏）评分表

操作步骤		分值	技术要求		评分等级			得分
					A	B	C	
准备（11分）	环境	2分	环境合适		2分	1分	0分	
	用物	2分	物品齐全，放置合理		2分	1分	0分	
	操作者	5分	着装规范		2分	1分	0分	
			完成洗手，方法正确		2分	1分	0分	
			营造吃饭环境		1分	0分	0分	
	幼儿	2分	清洁洗手		2分	1分	0分	
训练（63分）	吸引注意	10分	将幼儿带至餐桌前		3分	1分	0分	
			说话的内容一致		4分	2分	1分	
			语气要夸张		3分	1分	0分	
	概念建立	8分	对幼儿说：	"用眼睛看一看，黄色的，圆形的。"	2分	1分	0分	
				"用鼻子闻一闻，是鸡蛋的气味。"	2分	1分	0分	
				"来再用舌头舔一舔，香香的味道。"	2分	1分	0分	
				"用你的小牙咬一咬，软软的。"	2分	1分	0分	
	互动	9分	对幼儿说："宝宝，这是鸡蛋饼。宝宝，这是什么？"		3分	1分	0分	
			和宝宝一起再来回答"鸡蛋饼。"		2分	1分	0分	
			鼓励宝宝		2分	1分	0分	
			与幼儿再重复一遍问答		2分	1分	0分	

续表

操作步骤		分值	技术要求		评分等级			得分
					A	B	C	
训练 （63分）	其他互动	36分	依次 再进行：	"什么颜色？黄色的。"	9分	3分	1分	
				"什么形状？圆形的。"	9分	3分	1分	
				"什么气味？鸡蛋味。"	9分	3分	1分	
				"什么味道？香香的。"	9分	3分	1分	
整理 （9分）	整理	3分	用物处理符合要求		3分	1分	0分	
	洗手	3分	洗手		3分	1分	0分	
		3分	安置幼儿		3分	1分	0分	
综合评价 （17分）	操作质量	17分	操作熟练、规范，动作轻柔		5分	2分	1分	
			态度和蔼，体现爱心		5分	2分	1分	
			幼儿配合、愉悦		5分	2分	1分	
			按时完成		2分	1分	1分	
总分（100分）								

任务 6.6　幼儿认知训练（1.5～3岁）

认知是指人们认识事物、获取知识和运用知识的过程，涉及学习、记忆、语言、思维、精神、情感等一系列的随意心理和社会行为。认知训练是指将心理学专业理论、范式与游戏化思维相结合而设计的一系列训练系统。系统结合幼儿的现状及心理发展特点，主要对注意力、感知觉、记忆力、思维力、情绪能力、认知灵活性六大认知能力进行训练，帮助幼儿提升认知水平。

一、用物准备

红、黄、绿、白、黑、蓝颜色的六面布球玩具1个；红色的番茄、黄色的炒鸡蛋、绿色的西兰花、白色的藕、黑色的木耳（已烹调，可食用）；苹果、餐桌、筷子、盘子（碗）。

二、操作步骤

表 6-11　幼儿认知训练（1.5～3 岁）

操作步骤		操作方法	语　言
报告			评委老师好 用物准备完毕，请求开始
准备	环境	评估环境	环境宽敞明亮，温湿度适宜
	用物	布球、番茄	物品已准备好
	操作者	（1）束起头发 （2）修剪指甲 （3）脱去首饰 （4）洗手 （5）营造吃饭环境	束起头发 指甲已修剪 无饰品 已洗手 已摆好餐具、食物
	幼儿	洗手	宝宝已洗手
训练	听说颜色 游戏示范	抛起布球玩具，如果落下来的是红色，则用筷子指番茄说"红色"，然后吃一口番茄	宝宝，看我抛球了 红色的球，吃一口红色的番茄
	听说颜色 游戏幼儿 模仿	（1）幼儿独立抛布球或护理人员抛布球 （2）让幼儿选择同颜色食物 （3）说出颜色名字 （4）以此类推，做说颜色游戏	宝宝，我们一起来抛球 什么颜色的球？来，我们吃××颜色的食物
	听指令 示范	（1）用双手包住苹果，吸引幼儿注意力："宝宝，看，我手里有什么？" （2）幼儿注视后慢慢打开双手："苹果！" （3）放到自己鼻尖前，夸张地闻一闻："嗯，真香！"	宝宝，看，我手里有什么？ 苹果 嗯，真香
	听指令 幼儿模仿	将苹果给幼儿，让幼儿摸、闻、吃，并告诉他："红红的是苹果的颜色。" "圆圆的是苹果的形状。" "香香的是苹果的气道。" "甜甜的是苹果的味道。"	红红的是苹果的颜色 圆圆的是苹果的形状 香香的是苹果的气道 甜甜的是苹果的味道
	听指令	让幼儿听指令做事："宝宝，将红色的苹果给妈妈和爸爸。" 妈妈、爸爸与幼儿分享水果	宝宝，将红色的苹果给妈妈和爸爸 吃苹果了
整理		（1）整理用物，摆放整齐 （2）洗手（自己、幼儿） （3）嘱幼儿休息	整理用物 洗手 已安置幼儿
报告			报告评委老师，操作完毕

三、注意事项

1. 态度和蔼，体现爱心。

2. 根据幼儿认知水平，灵活控制游戏时长。

3. 食物新鲜卫生安全、颜色鲜艳，足够吸引幼儿注意。

四、评分标准

表 6-12　幼儿认知训练评分表

操作步骤		分值	技术要求	评分等级			得分
				A	B	C	
准备 （12分）	环境	2分	环境合适	2分	1分	0分	
	用物	4分	物品齐全，放置合理	2分	1分	0分	
			确保食物卫生，可食用	2分	1分	0分	
	操作者	4分	着装规范	2分	1分	0分	
			清洁洗手	2分	1分	0分	
	幼儿	2分	洗手	2分	1分	0分	
训练 （67分）	听说颜色 游戏示范	8分	抛起布球玩具	2分	1分	0分	
			如果落下来的是红色，则用筷子指番茄说"红色"	4分	2分	1分	
			吃一口番茄	2分	1分	0分	
	听说颜色 游戏幼儿 模仿	30分	幼儿独抛布球或护理人员抛布球	2分	1分	0分	
			让幼儿选择同颜色食物	2分	1分	0分	
			说出颜色名字	2分	1分	0分	
			以此类推，做说颜色游戏（每完成1种颜色互动为6分）	24分	12分	6分	
	听指令 示范	9分	用双手包住苹果，吸引幼儿注意力："宝宝，看，我手里有什么？"	3分	1分	0分	
			幼儿注视后慢慢打开双手："苹果！"	3分	1分	0分	
			放到自己鼻尖前，夸张地闻一闻："嗯，真香！"	3分	1分	0分	
	听指令 幼儿模仿	10分	将苹果给幼儿，让幼儿摸、闻、吃，并告诉他：	2分	1分	0分	
			"红红的是苹果的颜色。"	2分	1分	0分	

操作步骤		分值	技术要求	评分等级			得分
				A	B	C	
训练 （67分）	听指令 幼儿模仿	10分	"圆圆的是苹果的形状。"	2分	1分	0分	
			"香香的是苹果的气道。"	2分	1分	0分	
			"甜甜的是苹果的味道。"	2分	1分	0分	
	听指令	10分	让幼儿听指令做事："宝宝，将红色的苹果给妈妈和爸爸。"	5分	2分	1分	
			妈妈、爸爸与幼儿分享水果	5分	2分	1分	
整理 （6分）	整理	2分	用物处理符合要求	2分	1分	0分	
	洗手	2分	洗手	2分	1分	0分	
	安置幼儿	2分	嘱幼儿休息	2分	1分	0分	
综合评价 （15分）	操作质量	15分	操作熟练、规范，动作轻柔	5分	2分	1分	
			态度和蔼，体现爱心	5分	2分	1分	
			幼儿安全、舒适	5分	2分	1分	
总分（100分）							

任务6.7　幼儿社会交往训练（1.5～3岁）

社会交往，简称社交，是指在一定的历史条件下，个体之间相互往来，进行物质、精神交流的社会活动。社会交往训练是通过情景游戏、角色扮演等方式提高幼儿的社会交往能力。在人与人的交往中，孩子的自我意识大大增强了，有了自己的主张，因此，家长要了解孩子的这种心理状态，不能强迫孩子听话，要让孩子自己去处理一些事，有利于个人－社会能力的发展。

一、用物准备

餐桌、饮用水、饭、小汽车、小飞机。

二、操作步骤

表 6-13　幼儿社会交往训练（1.5～3 岁）

操作步骤		操作方法	语　言
报告			评委老师好 用物准备完毕，请求开始
准备	环境	评估环境	环境宽敞明亮，温湿度适宜
	操作者	（1）束起头发 （2）修剪指甲 （3）脱去首饰 （4）洗手	束起头发 指甲已修剪 无饰品 已洗净双手
	幼儿	洗手	宝宝已洗净双手
训练	假装游戏 （娃娃一家）	角色扮演：幼儿扮演"妈妈" 操作者和家长扮演"孩子"	宝宝当"妈妈" 我当"孩子"
		端水："孩子们"请"妈妈"端水喝	请"妈妈"喝水
		喂饭："孩子们"请"妈妈"喂饭吃	请"妈妈"吃饭
		感谢："孩子们"向"妈妈"表达感谢，并提出帮助进行餐后整理	谢谢"妈妈"
	情境游戏 （交换玩具）	情景再现：幼儿和其他小朋友玩耍，抢了小朋友的小汽车，小朋友哭了，幼儿先是一惊后拿着小汽车看着操作者	营造类似情景
		安慰幼儿：（1）拉着幼儿的手 （2）安慰幼儿 （3）拥抱幼儿	拉拉手 抱抱宝贝儿
		言语引导：（1）教幼儿换位思考	"你喜欢那个汽车，想拿来玩，你的愿望没有错，只是那个汽车是小朋友的，你要先征得他的同意。如果小朋友抢你的玩具你也会生气是不是？"
		（2）告知幼儿犯错后要先道歉	"我们去向小朋友道歉吧，你可以用你的小飞机和小朋友交换，这样好不好？"
		（3）学会如何解决问题	对小朋友说："宝宝抢了你的小汽车是错的，他来向你道歉了，你愿意原谅他吗？阿姨知道你们俩会成为好朋友的。"
		（4）引导与小朋友互动	对小朋友说："咱们来一起玩交换玩具的游戏吧。"
		其他：操作者根据幼儿回应情况妥善处理幼儿的社会交往问题	

续表

操作步骤	操作方法	语　言
整理	（1）整理用物 （2）洗手 （3）安置幼儿	整理用物 洗手 嘱幼儿休息
报告		报告评委老师，操作完毕

三、注意事项

1.根据幼儿回应情况妥善处理幼儿的社会交往问题，随机应变。

2.与幼儿互动要温柔、有爱心，让幼儿有足够的安全感。

四、评分标准

表 6-14　幼儿社会交往训练（1.5～3岁）评分表

操作步骤		分值	技术要求	评分等级			得分
				A	B	C	
准备 （12分）	环境	4分	环境合适	2分	1分	0分	
			模拟情境	2分	1分	0分	
	用物	2分	物品齐全，放置合理	2分	1分	0分	
	操作者	4分	着装规范	2分	1分	0分	
			洗手	2分	1分	0分	
	幼儿	2分	洗手	2分	1分	0分	
训练 （62分）	假装游戏 （娃娃一家） （20分）	角色扮演	5分	分配角色	5分	2分	1分	
		端水	5分	请"妈妈"端水给大家喝	5分	2分	1分	
		喂饭	5分	请"妈妈"给大家喂饭	5分	2分	1分	
		道谢	5分	向"妈妈"表达感谢，并帮忙进行餐后整理	5分	2分	1分	
	情境游戏 （交换玩具） （42分）	模拟场景	5分	让幼儿与小朋友玩耍，出现争抢玩具等场景	5分	2分	1分	
		安慰幼儿	6分	拉手、抚摸头或拥抱幼儿	6分	3分	1分	
		引导幼儿	31分	教幼儿换位思考	7分	3分	1分	
				告诉幼儿犯错后要先道歉	8分	4分	2分	
				学会如何解决问题	8分	4分	2分	
				引导与小朋友互动	8分	4分	2分	

续表

操作步骤		分值	技术要求	评分等级			得分
				A	B	C	
整理 （6分）	整理	2分	用物处理符合要求	2分	1分	0分	
	洗手	2分	洗净双手	2分	1分	0分	
	安置幼儿	2分	嘱幼儿休息	2分	1分	0分	
综合评价 （20分）	操作质量	20分	操作熟练、规范，动作轻柔	5分	2分	1分	
			态度和蔼，体现爱心	5分	2分	1分	
			婴儿安全、舒适	5分	2分	1分	
			随机应变能力	5分	2分	1分	
总分（100分）							

单元测试 6

一、选择题

1. 3个月的宝宝应该做（　　）。

　　A. 婴儿被动操　　　　　　　B. 婴儿主被动操

　　C. 手指操　　　　　　　　　D. 不需要运动

2. 以下情况不能给宝宝做操的是（　　）。

　　A. 刚吃完奶　　　　　　　　B. 宝宝精神好

　　C. 吃完奶后1小时　　　　　　D. 清洁完大便后

3. 宝宝模仿能力最强的时期是（　　）。

　　A. 0 ~ 1岁　　　　　　　　　B. 0.5 ~ 1岁

　　C. 0.5 ~ 1.5岁　　　　　　　D. 1 ~ 3岁

4. 幼儿模仿操能训练幼儿的（　　）能力。（多选）

　　A. 想象力　　　　　　　　　B. 思维能力

　　C. 语言能力　　　　　　　　D. 个人-社会能力

5. 语言发育分期包括（　　）。（多选）

　　A. 语言前期　　　　　　　　B. 初语言期

　　C. 语言期　　　　　　　　　D. 语言后期

6. 语言训练方法有（　　）。（多选）

    A. 单人游戏   B. 益智游戏

    C. 听说游戏   D. 平行游戏

7. 幼儿社会行为的表现有（　　）。（多选）

    A. 社交式微笑   B. 大笑

    C. 躲猫猫   D. 互动游戏

8. 婴儿做被动操，操作者需要（　　）。（多选）

    A. 束起头发   B. 修剪指甲

    C. 脱去首饰   D. 洗手

9. 认知训练主要包括（　　）。（多选）

    A. 注意力   B. 感知觉

    C. 记忆力   D. 思维力及情绪能力

10. 幼儿语言发育高峰期是（　　）。

    A. 0～1岁   B. 0.5～1岁

    C. 0.5～1.5岁   D. 1～3岁

二、判断题

1. 新生儿没有与成人交往的能力。（　　）

2. 给宝宝做被动操时应在喂奶前进行，这样可以避免运动中吐奶。（　　）

3. 婴儿出生后就开始认识世界，3岁是认知发展的最早阶段。（　　）

4. 婴儿被动操适用于6～12个月的婴儿。（　　）

5. 婴儿被动操预备姿势：婴儿仰卧，操作者站在婴儿足后位置，把拇指放在婴儿掌心让婴儿握住，然后轻轻握住婴儿双手。（　　）

（冉扬）

[1] 济南阳光大姐服务有限责任公司.母婴护理（基础知识、初级）[M].北京：高等教育出版社，2020.

[2] 济南阳光大姐服务有限责任公司.母婴护理（中级、高级）[M].北京：高等教育出版社，2020.

[3] 济南阳光大姐服务有限责任公司.母婴护理职业技能实训手册[M].北京：高等教育出版社，2020.

[4] 宋志宇，田洁.儿科护理[M].北京：人民卫生出版社，2018.

[5] 王傲芳，朴红梅.妇产科护理[M].北京：人民卫生出版社，2018.

[6] 黄力毅，李砚池.儿科护理[M].北京：科学出版社，2016.

【单元测试】
参考答案